Tim Sauer

Zyklin A1 und Interaktionspartner des Zyklin A1-CDK2-Komplexes

AF060787

Tim Sauer

Zyklin A1 und Interaktionspartner des Zyklin A1-CDK2-Komplexes

Südwestdeutscher Verlag für Hochschulschriften

Impressum / Imprint
Bibliografische Information der Deutschen Nationalbibliothek: Die Deutsche Nationalbibliothek verzeichnet diese Publikation in der Deutschen Nationalbibliografie; detaillierte bibliografische Daten sind im Internet über http://dnb.d-nb.de abrufbar.
Alle in diesem Buch genannten Marken und Produktnamen unterliegen warenzeichen-, marken- oder patentrechtlichem Schutz bzw. sind Warenzeichen oder eingetragene Warenzeichen der jeweiligen Inhaber. Die Wiedergabe von Marken, Produktnamen, Gebrauchsnamen, Handelsnamen, Warenbezeichnungen u.s.w. in diesem Werk berechtigt auch ohne besondere Kennzeichnung nicht zu der Annahme, dass solche Namen im Sinne der Warenzeichen- und Markenschutzgesetzgebung als frei zu betrachten wären und daher von jedermann benutzt werden dürften.

Bibliographic information published by the Deutsche Nationalbibliothek: The Deutsche Nationalbibliothek lists this publication in the Deutsche Nationalbibliografie; detailed bibliographic data are available in the Internet at http://dnb.d-nb.de.
Any brand names and product names mentioned in this book are subject to trademark, brand or patent protection and are trademarks or registered trademarks of their respective holders. The use of brand names, product names, common names, trade names, product descriptions etc. even without a particular marking in this works is in no way to be construed to mean that such names may be regarded as unrestricted in respect of trademark and brand protection legislation and could thus be used by anyone.

Coverbild / Cover image: www.ingimage.com

Verlag / Publisher:
Südwestdeutscher Verlag für Hochschulschriften
ist ein Imprint der / is a trademark of
OmniScriptum GmbH & Co. KG
Heinrich-Böcking-Str. 6-8, 66121 Saarbrücken, Deutschland / Germany
Email: info@svh-verlag.de

Herstellung: siehe letzte Seite /
Printed at: see last page
ISBN: 978-3-8381-3907-4

Zugl. / Approved by: Münster, Westfälische Wilhelms-Universität, Dissertation, 2009

Copyright © 2014 OmniScriptum GmbH & Co. KG
Alle Rechte vorbehalten. / All rights reserved. Saarbrücken 2014

Gedruckt mit Genehmigung der Medizinischen Fakultät der Westfälischen Wilhelms-Universität Münster

Aus dem Universitätsklinikum Münster
Klinik und Poliklinik für Innere Medizin A
- Direktor: Univ.-Prof. Dr. med Wolfgang E. Berdel -

1. Berichterstatter: Prof. Dr. med. Carsten Müller-Tidow
2. Berichterstatter: Priv.-Doz. Dr. med. Jürgen Sindermann

Zusammenfassung

Expressionsanalyse und funktionelle Charakterisierung von Zyklin A1 und der Interaktionspartner des Zyklin A1-CDK2-Komplexes

Tim Sauer

Die akute myeloische Leukämie (AML) ist eine maligne Erkrankung des hämatopoetischen Systems und gekennzeichnet durch das unkontrollierte, klonale Wachstum unreifer hämatopoetischer Vorläuferzellen. Bei einer Vielzahl von AML-Patienten konnte im Knochenmark eine hohe Expression des Zellzyklusregulationsproteins Zyklin A1 nachgewiesen werden. Hieraus resultierte die Vermutung, dass Zyklin A1 an der Entstehung dieser Leukämie-Form maßgeblich beteiligt sein könnte. Um die Funktion von Zyklin A1 genauer charakterisieren zu können, wurden Interaktionspartner des Zyklin A1-Proteins bzw. des Zyklin A1-CDK2-Komplexes identifiziert. Unter diesen Interaktionspartnern befanden sich neben bereits bekannten Proteinen auch drei bislang noch nicht publizierte Aminosäuresequenzen.

Im Rahmen der hier vorliegenden Arbeit wurde zunächst die Genexpression von Zyklin A1 und seiner Interaktionspartner in AML-Knochenmarkproben analysiert und mit den Expressionswerten in normalem Knochenmark verglichen. Im zweiten Teil der Arbeit erfolgte eine funktionelle Charakterisierung der Proteine, die nach Auswertung der Genexpressionsanalyse besonderes Interesse geweckt hatten.

Es konnte nachgewiesen werden, dass Zyklin A1 und alle untersuchten Interaktionspartner des Zyklin A1-CDK2-Komplexes in unterschiedlicher Intensität im Knochenmark von AML-Patienten exprimiert werden. Darüberhinaus zeigten einige der Proteine in der funktionellen Analyse einen Einfluss auf Zellproliferation und -differenzierung.

Insgesamt bilden die vorliegenden Daten die Grundlage für die weitergehende Untersuchung eines möglichen Einflusses von Zyklin A1 bzw. seiner Interaktionspartner auf die Entstehung einer akuten myeloischen Leukämie.

Tag der mündlichen Prüfung: 02.04.2009

Meiner lieben Familie gewidmet
In Gedenken an meinen Vater

Abkürzungsverzeichnis

A	Adenosin
ad	bis
AML	Akute myeloische Leukämie
APL	Akute Promyelozytenleukämie
Bq	Becquerel
BSA	Rinderserumalbumin
bzw.	beziehungsweise
C	Cytosin
ca.	Circa
CDK	zyklin-abhängige Kinase
cDNA	komplementäre DNA
CFU-GEMM	Colony-Forming Unit Granulocyte/Erythroid/Macrophage/Megacaryocyte
CML	Chronisch myeloische Leukämie
Da	Dalton
dd	doppelt destilliert
ddNTP	die vier Didesoxyribonukleosid-5C´-Triphosphate im äquimolaren Verhältnis
DMEM	Dulbecco's Modified Eagle Medium
DNA	Desoxyribonukleinsäure
dato	die vier Desoxyribonukleosid-5C´-Triphosphate im äquimolaren Verhältnis
$E.$	Escherichia
EDTA	Dinatriumethylendiamintetraacetat
et al.	Et alteri (und andere)
F	Farad
FCS (FKS)	fötales Kälberserum
g	Gramm, Erdbeschleunigung
G	Guanin
G0-Phase	Ruhephase des Zellzyklus
G1-Phase	erste Wachstumsphase des Zellzyklus
G2-Phase	zweite Wachstumsphase des Zellzyklus
GAPDH	Glycerinaldehyd-3-phosphatdehydrogenase
GFP	grün-fluoreszierendes Protein
h	Stunde
H_2O	Wasser
HSC	hämatopoetische Stammzelle
hu	human
IL	Interleukin
IMDM	Iscove's Modified Dulbecco's Medium
k	Kilo
kb	Kilobasenpaare
KCl	Kaliumchlorid
l	Liter
LDH	Laktatdehydrogenase
µ	Mikro (10^{-6})

m	Milli (10^{-3}), Meter
M	Molar
M-Phase	Mitose-Phase des Zellzyklus
MDS	Myelodysplastisches Syndrom
$MgCl_2$	Magnesiumchlorid
$MgSO_4$	Magnesiumsulfat
mRNA	Boten-Ribonukleinsäure ("messenger RNA")
n	Nano (10^{-9})
NaCl	Natriumchlorid
NaF	Natriumfluorid
NaOH	Natriumhydroxid
PBS	phosphatgepufferte Kochsalzlösung
PCR	Polymerase-Kettenreaktion
pH	negativ dekadischer Logarithmus der Protonenkonzentration
RNA	Ribonukleinsäure
RNase	Ribonuklease
Rom	Umdrehungen pro Minute
RPMI-Medium	Roswell Park Memorial Institute-Medium
S-Phase	Synthese-Phase des Zellzyklus
SDS	Natriumdodecylsulfat
T	Thymin
TAE	Tris-Acetat-EDTA-Puffer
Taq	DNA-Polymerase des Bakteriums Thermus aquaticus
Tris	Tris-(hydroxymethyl)-aminomethan
U	Uracil, Unit
UV	Ultraviolett
V	Volt, Volumen
%	Prozent
°C	Grad Celsius
Ω	Ohm

1 Einleitung ... 1

1.1 Die Hämatopoese ... 1

1.2 Zellzyklusregulation in der Hämatopoese ... 2

1.3 Die Rolle von Zyklin A1 in der Zellzyklusregulation ... 6

1.4 Die akute myeloische Leukämie (AML) ... 9

1.4.1 Ätiologie und Pathogenese ... 9

1.4.2 Klinische Symptomatik ... 10

1.4.3 Diagnostik und Einteilung der AML ... 11

1.4.4 Aktuelle Behandlungsstrategien und Prognose der AML ... 14

1.5 Identifikation neuer Interaktionspartner von Zyklin A1 mittels modifiziertem Hefe-Zwei-Hybrid-System ... 16

1.6 Ziele und Fragestellung der Arbeit ... 18

2 Material ... 20

2.1 Chemikalien und Enzyme ... 20

2.2 Laborgeräte ... 21

2.3 Puffer und Lösungen ... 21

2.4 Nährmedien ... 22

2.5 Sonstiges ... 22

3 Methoden ... 24

3.1 Quantitative real-time RT-PCR (TaqMan) ... 24

3.2 Herstellung der Überexpressions-Plasmide für *in vitro*-Analysen ... 29

3.2.1	Amplifikation der Gensequenzen mit Hilfe der Polymerase-Kettenreaktion (PCR)	29
3.2.2	Plasmide und Primer	31
3.2.3	Fragmentauftrennung durch Agarosegel-Elektrophorese	32
3.2.4	DNA-Extraktion aus Agarosegelen	33
3.2.5	Klonierung in den Vektor pcDNA4™/TO/*myc*-His	33
3.2.6	Subklonierung in den retroviralen Vektor pMYs-IG	35
3.2.7	Subklonierung mit Hilfe des Gateway-Systems	36
3.2.7.1	Subklonierung in den pENTR™-Vektor	36
3.2.7.2	Subklonierung in den retroviralen Vektor pMYs-IG mit Hilfe der LR Clonase™-Reaktion	38
3.3	Transformation kompetenter *Escherichia coli*-Zellen	38
3.3.1	Transformation chemokompetenter Zellen	38
3.3.2	Transformation elektrokompetenter Zellen	39
3.4	Isolierung und Aufreinigung von Plasmid-DNA	40
3.4.1	Plasmid-Präparation aus Bakterien im kleinen Maßstab („Miniprep")	40
3.4.2	Plasmid-Präparation aus Bakterien im großen Maßstab („Maxiprep")	40
3.5	DNA-Sequenzierung	41
3.6	RNA-Präparation	42
3.7	Synthese von Einzelstrang-DNA (cDNA) aus RNA	43
3.8	Methoden zur Analyse von Proteinen	43
3.8.1	Herstellung von Proteinlysaten für Westernblot-Analysen	43

3.8.2 Auftrennung der Proteine mittels SDS-Polyacrylamid-
Gelelektrophorese (SDS-PAGE) 44

3.8.3 Westernblot-Analysen 44

3.9 Zellkultur 46

3.10 Herstellung stabiler Überexpressions-Zelllinien durch retrovirale
Transduktion 46

3.10.1 Transfektion der retroviralen Verpackungszelllinie Platinum-E und
Herstellung rekombinanter Retroviren 46

3.10.2 Retrovirale Transduktion von 32D-Zellen 48

3.10.3 Sortierung transduzierter, GFP-exprimierender 32D-Zellen mittels
Durchflusszytometrie (FACS) 48

3.10.4 GFP-Expressions-Kontrolle der stabil transduzierten 32D-Zelllinien
mit Hilfe von FACS 49

3.11 Funktionelle Analysen der stabilen 32D-Überexpressions-Zelllinien 50

3.11.1 Bestimmung des klonalen Wachstums in Methylcellulose
(„Colony-forming Assay") 50

3.11.2 Bestimmung der Proliferationsgeschwindigkeit durch Inkorporation
mit 3H-Thymidin 51

3.11.3 Zellzyklusanalyse mit Hilfe der Propidiumiodid-Färbung 52

3.12 Statistische Auswertung der Daten 53

4 Ergebnisse 54

4.1 Ergebnisse der quantitativen real-time RT-PCR-Messungen 54

4.1.1 Zyklin A1 und ein Großteil seiner Interaktionspartner sind im
Vergleich zur GAPDH im Hoden stärker exprimiert als im gesunden
Knochenmark 54

4.1.2 Im Mittel wird KARCA1 in gesundem Knochenmark stärker
exprimiert als in AML-Knochenmark 56

4.1.3 Die Expression von ARID2 und PROCA1 in AML-Knochenmark ist gegenüber gesundem Knochenmark signifikant gesteigert 57

 4.1.4 Zyklin A1 zeigt höchste Expressionswerte in der AML-Unterform M3 58

 4.1.5 Die KARCA1-Expression ist in der AML-Unterform M6 und in normalem Knochenmark gesteigert, die AML-M3 geht mit einer erhöhten Ubc9-Expression einher 59

 4.1.6 *FLT3*-ITD-Mutationen gehen mit einer signifikant erhöhten Expression von INCA1 und KARCA1 einher 60

 4.2 Funktionelle Analyse der stabilen 32D-Überexpressions-Zelllinien 62

 4.2.1 Klonierung der zu untersuchenden Gene in die Expressionsvektoren 62

 4.2.2 Generierung stabiler überexprimierender 32D-Zelllinien und Nachweis der Überexpression 63

 4.2.3 Überexpression von GPS2 und INCA1 verringern die Fähigkeit von 32D-Zellen zur Koloniebildung 66

 4.2.4 Zyklin A1- und Ku70-überexprimierenden 32D-Zellen zeigen im 3H-Thymidin-Assay signifikante Reduktion der Proliferationsgeschwindigkeit 67

 4.2.5 KARCA1-überexprimierende Zellen zeigen 36 Stunden nach Wachstumsstimulation gesteigerte Proliferationsaktivität 69

5 Diskussion 73

 5.1 Zyklin A1 74

 5.2 Ku70 75

 5.3 GPS2 77

 5.4 Ubc9 79

 5.5 ARID2 82

 5.6 RBM4 84

5.7	INCA1	85
5.8	KARCA1 und PROCA1	87
5.9	Zusammenfassung und Perspektiven	90

6 Literaturverzeichnis ... 93

7 Danksagung ... 105

8 Lebenslauf ... 106

Inhaltsverzeichnis

1 Einleitung

1.1 Die Hämatopoese

Im Rahmen der Hämatopoese werden im blutbildenden Knochenmark eines gesunden Menschen jeden Tag etwa 400 Milliarden neue Blutzellen gebildet [55]. Die unterschiedlichen Zelltypen erfüllen dabei ein weites Aufgabenspektrum. Dieses reicht vom Transport des Sauerstoffs durch die Erythrozyten über die Blutstillung durch Thrombozyten bis hin zur Infekt- und Fremdkörperabwehr durch die Leukozyten. In Situationen erhöhten Bedarfs, zum Beispiel nach Blutverlust oder im Rahmen einer Infektion, kann die Blutzellproduktion drastisch gesteigert werden. Sämtliche der genannten Zellen entstehen aus sogenannten hämatopoetischen Stammzellen (HSC), die überwiegend im Knochenmark vor allem der kurzen und platten Knochen [7], in geringem Maße aber auch im peripheren Blut zu finden sind [51]. HSC sind pluripotente Zellen [67], aus denen sich jede Zelle des menschlichen Körpers entwickeln kann [50]. Auf dem Weg zu einer ausgereiften Blutzelle durchlaufen die Vorläuferzellen eine Vielzahl von Stadien der Proliferation und Differenzierung.

Im ersten Schritt der Blutbildung entstehen durch asymmetrische Teilung der hämatopoetischen Stammzelle zwei Tochterzellen, von denen die eine eine exakte Kopie der Ausgangszelle darstellt. Die zweite Tochterzelle entwickelt sich durch erste Differenzierungsschritte zu einer hämatopoetischen Vorläuferzelle der myeloischen (CFU-GEMM) oder der lymphatischen Blutzellreihe [2] (siehe Abbildung 1.1).

Extrazelluläre Wachstumsfaktoren, die über intrazelluläre Signaltransduktionskaskaden die Aktivierung von Transkriptionsfaktoren bewirken, entscheiden schließlich, entlang welcher Zellreihe sich die Vorläuferzelle entwickelt und sorgen für die Ausdifferenzierung der Zellen. Die Transkriptionsfaktoren induzieren die Expression der für Proliferation und Differenzierung benötigten Gene. [76]. Nach abgeschlossener Ausreifung sind in der myeloischen Zellreihe Erythrozyten, Thrombozyten, Monozyten bzw. Makrophagen sowie unterschiedliche Formen der Granulozyten entstanden. Aus der lymphatischen Vorläuferzelle gehen die B- und T-Lymphozyten hervor.

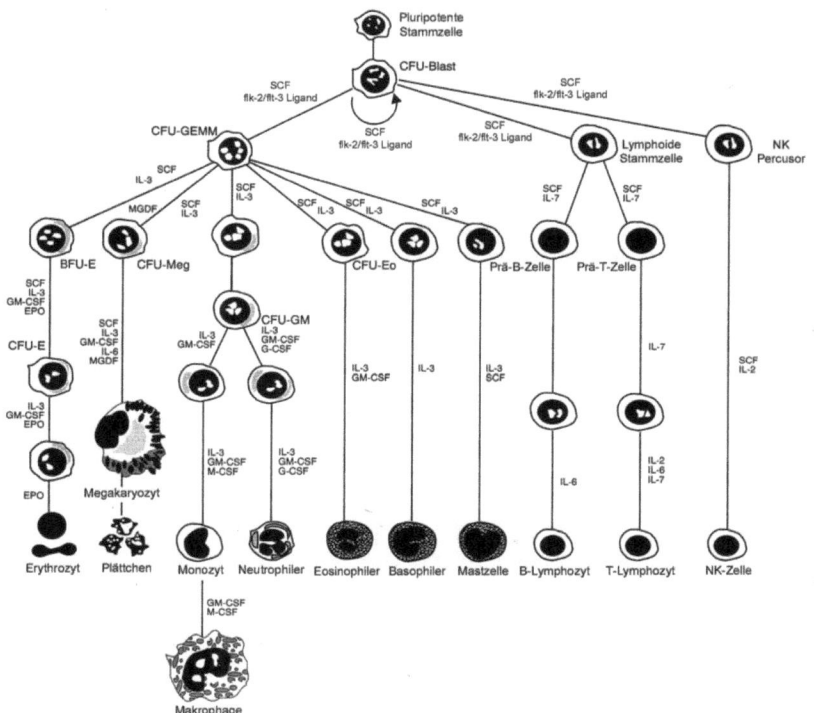

Abbildung 1.1: Die Hämatopoese. Die schematische Darstellung der Hämatopoese zeigt, wie unter Einfluss unterschiedlichster Signalmediatoren (Zytokine) aus einer pluripotenten Stammzelle über verschiedene Zwischenstufen die verschiedenen Zellen des Blutes entstehen.

Quelle: modifiziert nach Reiffers et al.: Peripheral blood progenitor cell support, The role of haematopoietic growth factors, update (1999)

1.2 Zellzyklusregulation in der Hämatopoese

Auf ihrem Weg zur ausdifferenzierten Blutzelle durchlaufen die hämatopoetischen Vorläuferzellen eine Vielzahl mitotischer Zellteilungen. Unter Berücksichtigung der enorm großen Anzahl von Blutzellen, die jeden Tag synthetisiert werden, ist es für den Organismus von großer Bedeutung, dass die Zellteilungen einem Kontrollmechanismus unterliegen, um so unkontrollierter Zellvermehrung entgegenzuwirken.

Die mitotische Teilung einer Zelle kann in vier unterschiedliche Phasen unterteilt werden. Die sogenannte G1-Phase, die sich an eine vorangegangene Zellteilung anschließt, ermöglicht es der Zelle, durch Synthese von Zellbestandteilen zu wachsen.

In dieser Zeit fällt auch die Entscheidung, ob die Zelle in eine Ruhephase, die G0-Phase, eintritt oder ob es zu einer weiteren Mitose kommt. Ist letztgenanntes der Fall, werden zudem Histone, Proteine, die für die Anordnung der DNA im Zellkern verantwortlich sind, und Replikationsenzyme synthetisiert. Mit Beginn der S-Phase beginnt die Verdopplung der DNA. Während der sich anschließenden G2-Phase bereitet sich die Zelle auf die Teilung vor. Es werden teilungsspezifische Proteine produziert, die Zelle rundet sich ab und löst, wenn vorhanden, Kontakte zu benachbarten Zellen auf. In der M-Phase findet die eigentliche Trennung des doppelten Chromosomensatzes sowie der Teilung von Zellkern und Zytoplasma statt [130]. Diese Mitosephase lässt sich wiederum in Pro-, Meta-, Ana- und Telophase unterteilen [97]. Mit dem Übergang in die G1-Phase ist die Zellreplikation abgeschlossen.

Die Zellteilung einer normalen Zelle unterliegt während jeder Phase einer strengen Kontrolle [49]. Im Zentrum dieser Zellzyklusregulation stehen Proteine aus der Familie der Zyklin-abhängigen Kinasen (cyclin-dependent kinases, CDKs). CDKs sind katalytisch inaktiv und müssen, um aktiviert zu werden, mit einem Protein aus der Gruppe der Zykline assoziieren [84]. Zykline wiederum sind regulatorische Proteine, die, wie ihr Name es bereits vermuten lässt, einer sich wiederholenden Rhythmik aus Synthese und Abbau unterliegen, abhängig davon, in welcher Phase des Zellzyklus sich die Zelle gerade befindet [95].

Die Zyklin-CDK-Komplexe sind in der Lage, die für den Ablauf des Zellzyklus entscheidenden Proteine zum Beispiel durch Übertragung von Phosphatgruppen (Phosphorylierung) zu modifizieren und sie somit zu aktivieren oder, falls dies für die anstehende Zellteilung nötig ist, zu inaktivieren.

Die Regulation der verschiedenen Phasen des Zellzyklus erfolgt durch unterschiedliche CDKs und Zykline [130] (siehe Abbildung 1.2).

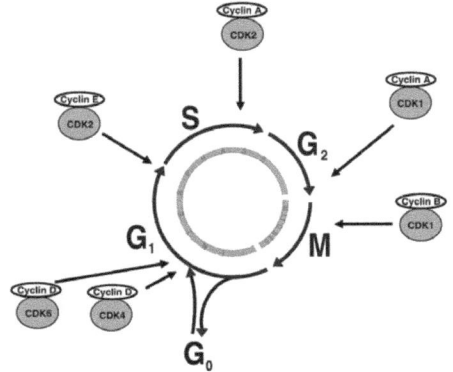

Abbildung 1.2: Die Phasen des Zellzyklus. Komplexe bestehend aus unterschiedlichen Zyklin- und CDK-Untereinheiten regulieren das Fortschreiten innerhalb der Zellteilung.

Quelle: Vermeulen et al.: The cell cycle: A review of regulation, deregulation and therapeutic targets in cancer, Cell Proliferation (2003)

Vorangetrieben durch mitogene Stimulation werden in der G1-Phase die D-Typ-Zykline synthetisiert, die wiederum zu einer Aktivierung von CDK4 und CDK6 führen [20]. Die Zyklin D-CDK4/6-Komplexe bewirken eine Phosphorylierung des Retinoblastom-Proteins (pRb) [20]. Dieses Protein bindet und inaktiviert im hypophosphorylierten Zustand Transkriptionsfaktoren aus der E2F-Familie. Die zunehmende Übertragung von Phosphatgruppen führt schließlich zu einer Inaktivierung von pRb, welches die gebundenen Transkriptionsfaktoren freigibt. Infolge dieser Freigabe und gleichzeitigen Aktivierung der E2F-Faktoren werden Proteine synthetisiert, die für das Voranschreiten der Zelle innerhalb der G1-Phase und die Vorbereitung auf die folgende DNA-Synthese von großer Bedeutung sind, unter anderem die Zyklin-Typen A und E [20; 118]. Gegen Ende der G1-Phase bewirkt Zyklin E die Aktivierung von CDK2. Der Zyklin E-CDK2-Komplex reguliert den Übergang in die S-Phase, vermutlich ebenfalls über Phosphorylierung von pRb und daraus resultierender E2F-Aktivierung [25; 139]. Für die Regulation der DNA-Synthese während der S-Phase spielt Zyklin A2 (Zyklin A) eine entscheidende Rolle [46]. Das ebenfalls in Säugetierzellen vorkommende Zyklin A1 ist in der Entwicklung männlicher Spermazellen von großer Bedeutung [75]. Auf dieses Protein, das im Mittelpunkt dieser Arbeit stehen wird, soll im folgenden Kapitel näher eingegangen werden. Der Zyklin A2-CDK2-Komplex phosphoryliert Proteine, die die DNA-Replikation initiieren [46]. Gleichzeitig besteht die Kontrollfunktion des Kinasekomplexes darin, dass es die überschüssigen Komponenten des DNA-

Syntheseprozesses abbaut. Damit wird eine über die physiologische DNA-Verdopplung hinausgehende inhomogene Vermehrung genetischen Materials verhindert [15; 48].

In der G2-Phase soll der Zyklin A2-CDK2-Komplex für eine Verlängerung der Halbwertszeit der durch Zyklin B aktivierten Zyklin-abhängigen Kinase 1 (CDK1) verantwortlich sein [139]. Diskutiert wird auch eine Beteiligung an den Abläufen zu Beginn der M-Phase [42]. Der Zyklin B-CDK1-Komplex wird in der Literatur auch als M-Phase fördernder Faktor (M-phase promoting factor, MPF) bezeichnet und wird am Übergang von der G2-Phase in die Mitose-Phase aktiviert [71]. Über die Phosphorylierung von Proteinen, die durch Aktivierung zur Auflösung der Zellkernmembran, die Teilung der Zentrosomen, die Aggregation des Spindelapparates und Kondensation der Chromosomen führen, reguliert CDK1 die Teilung der Zelle [9].

Die Feinregulation der Aktivität der Zyklin-CDK-Komplexe erfolgt unter anderem über sogenannte CDK-hemmenden Untereinheiten (CDK-Inhibitory Subunits, CKIs). In menschlichen Zellen können die CKIs in die CIP/KIP-Familie mit ihren Mitgliedern p21, p27 und p57 und in die INK4-Familie, die aus den Mitgliedern p15, p16, p18 und p19 besteht, unterteilt werden [49]. INK4-CKIs weisen eine hohe Spezifität für Zyklin D-CDK4/6-Komplexe auf und entfalten ihre hemmende Wirkung daher vor allem in der G1-Phase. Die Proteine aus der CIP/KIP-Familie hingegen inhibieren sowohl CDK2 als auch CDK4/6 und regulieren somit neben dem Ablauf der G1-Phase auch den Übergang in die S-Phase [84].

Kürzlich konnte in unserem Labor ein Zyklin A1-bindendes Protein als neuer CDK-Inhibitor identifiziert werden und wurde daher als INCA1 (Inhibitor of CDK interacting with Cyclin A1) bezeichnet [22]. Auch dieses Protein wurde in der vorliegenden Arbeit näher untersucht.

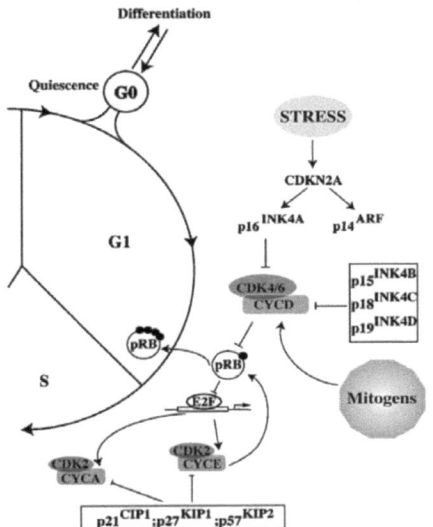

Abbildung 1.3: Die Zellzyklusregulation in der G1- und S-Phase.
Zentrale Rolle innerhalb der Zellzyklusregulation spielen die Zyklin-CDK-Komplexe. Ein externer Stimulus (Mitogens) führt zur vermehrten Synthese der D-Typ Zykline. Zyklin D-CDK4/6-Komplexe aktivieren E2F-Transkriptionsfaktoren. Dies bewirkt ein Fortschreiten der Zellteilung und aktiviert weitere Zyklin- und CDK-Untereinheiten. CDK-hemmende Untereinheiten (CDIs) kontrollieren die Aktivität der Zyklin-CDK-Komplexe.

Quelle: Deshpande et al.: Cyclins and cdks in development and cancer, Oncogene (2005)

Die Regulation einer geordnet ablaufenden Zellteilung ist ein ausgesprochen komplexer Vorgang und Veränderungen an sensiblen Stellen innerhalb dieses Kontrollmechanismus kann die Entstehung einer Tumorzelle zur Folge haben, deren Zellteilung sich jeglicher externer oder interner Kontrolle entzieht [130].

1.3 Die Rolle von Zyklin A1 in der Zellzyklusregulation

Wie im vorangegangenen Kapitel bereits erwähnt, kommen in Säugetierzellen zwei unterschiedliche Formen des A-Typ-Zyklins vor [138]. Die Expression von Zyklin A2 (Zyklin A) ist für den Übergang sowohl von der G1- in die S-Phase als auch von der G2- in die M-Phase unbedingt notwendig. Es konnte gezeigt werden, dass Mäuse mit zwei defekten Allelen des *Zyklin A2*-Gens (Zyklin A2-Knock-out-Mäuse, $Ccna2^{-/-}$) nicht lebensfähig sind [94].

Die Entdeckung eines zweiten menschlichen A-Typ-Zyklins wurde erstmals 1997 von Yang et al. publiziert [141]. Das Protein, das auf dem langen Arm des Chromosoms 13 lokalisiert ist, wurde mit dem Namen Zyklin A1 belegt. Gleichzeitig wurde gezeigt, dass Zyklin A1 sowohl in Hodengewebe als auch in verschiedenen leukämischen Zelllinien im Vergleich zu anderen gesunden Gewebeproben auf hohem Niveau exprimiert wird [141]. Die hohen Expressionswerte in Hodenproben legten die

Vermutung nahe, dass Zyklin A1 in der Entwicklung von männlichen Spermazellen von Bedeutung ist. Tatsächlich stellte sich heraus, dass männliche Mäuse ohne intaktes *Zyklin A1*-Gen (Zyklin A1-Knock-out-Mäuse, $Ccna1^{-/-}$) im Gegensatz zu Zyklin A2-Knock-out-Mäusen zwar lebensfähig, dafür aber infertil waren [75]. Die histologische Untersuchung der Hoden ergab, dass es innerhalb der ersten meiotischen Teilung auf der Stufe der späten Pachytän- bzw. frühen Diplotän-Phase zu einem Stillstand der Spermatogenese gekommen war. Zudem war auch die Zahl der apoptotischen Spermazellen in den $Ccna1^{-/-}$-Mäusen gegenüber normalem Hodengewebe gesteigert [75]. Hodentumoren dagegen zeigten im Gegensatz zu normalen Hodenzellen eine signifikant geringere Expression von Zyklin A1. In Anbetracht der Tatsache, dass Hodentumorzellen mitotische Zellteilungen durchlaufen, ist auch dies ein Indiz für die Bedeutung von Zyklin A1 für die Entwicklung der durch meiotische Zellteilung entstehenden Spermazellen [23].

Im Laufe der Zeit fanden sich jedoch Hinweise darauf, dass Zyklin A1 auch an der Zellzyklusregulation der mitotischen Zellteilung beteiligt sein könnte. So konnte gezeigt werden, dass es bei somatischen Zellen im Verlauf der Zellteilung zu Schwankungen in der Zyklin A1-Expression kommt. In der G1-Phase war kaum eine Expression nachweisbar, sie stieg jedoch in der S-Phase und am Übergang von der G2- zur M-Phase signifikant an [142]. In Übereinstimmung mit diesen Resultaten zeigten Ji et al. bei murinen Fibroblastenzellen mit zwei defekten *Zyklin A1*-Allelen Beeinträchtigungen während des Überganges in die S-Phase sowie bei einer Reihe von unterschiedlichen Zyklin A1-überexprimierenden Zelllinien einen beschleunigten Übergang in die DNA-Synthesephase [52]. Des weiteren konnte auch die Interaktion von Zyklin A1 mit verschiedenen am Zellzyklus beteiligten Proteinen, zum Beispiel dem Transkriptionsfaktor E2F oder Mitgliedern aus der Familie der Rb-Proteine, nachgewiesen werden [142].

Weitere Untersuchungen der Expressionseigenschaften von Zyklin A1 machten dieses Protein auch für die hämatologische Forschung interessant. Mehrere voneinander unabhängige Arbeiten konnten in Blutproben von Patienten, die an einer AML erkrankt waren, hohe Zyklin A1-Expressionen nachweisen [63; 142]. Ähnliche Resultate brachten auch Untersuchungen von Proben, deren Spender an anderen malignen hämatologischen Krankheitsbildern litten, zum Beispiel an einer chronischen myeloischen

Leukämie (CML) oder einem myelodysplastischen Syndrom (MDS) [63]. Zusammenfassend ließ sich feststellen, dass die überwiegende Mehrheit der myeloisch differenzierten und undifferenzierten hämatologischen Malignome eine hohe Zyklin A1-Expression aufwiesen.

Gleichzeitig konnte gezeigt werden, dass auch eine überwiegende Zahl humaner hämatopoetischer Vorläuferzellen, sogenannte CD34-positive Zellen, Zyklin A1 exprimieren [142], wogegen in peripherem Blut gesunder Probanden keine derartige Expression nachgewiesen werden konnte [63].

Die genannten Ergebnisse legten die Vermutung nahe, dass Zyklin A1 in der Proliferation und Differenzierung hämatopoetischer Vorläuferzellen von Bedeutung sein könnte und dass eine mögliche Dysregulation der Zyklin A1-Expression die Entstehung einer AML und eventuell anderer hämatologischer Erkrankungen begünstigt.

Eine weitere interessante Erkenntnis hinsichtlich einer möglichen Bedeutung von Zyklin A1 für die Zellzyklusregulation hämatopoetischer Vorläuferzellen war, dass c-myb, ein Transkriptionsfaktor, der die Genexpression innerhalb des hämatopoetischen Systems reguliert, über die Aktivierung des Zyklin A1-Promotors die Zyklin A1-Expression induzieren kann [89].

Die Vermutung über eine mögliche Beteiligung an der Entstehung der AML erwuchs aufgrund der Entdeckung, dass das Fusionsprotein PML-RARα, welches für die Entwicklung der akuten promyelozytären Leukämie (APL) von großer Bedeutung ist, direkt eine Überexpression von Zyklin A1 bewirkt [90].

Die Überexpression von murinem Zyklin A1 im transgenen Mausmodell führt bei allen Tieren zu einer gestörten Hämatopoese, jedoch nur eine geringe Anzahl von Tieren (15 %) entwickelte tatsächlich eine AML [73]. Aus dieser Tatsache resultiert die Annahme, dass Zyklin A1 allein nicht den Ausbruch einer AML verursachen, aber zu deren Entstehung beitragen kann [22].

Die exakte Bedeutung, die Zyklin A1 in der Zellzyklusregulation, vor allem in der Hämatopoese spielt, bleibt trotz aller Fortschritte der Vergangenheit weiter unklar.

1.4 Die akute myeloische Leukämie (AML)

1.4.1 Ätiologie und Pathogenese

Die AML ist eine maligne Erkrankung des hämatopoetischen Systems und ist gekennzeichnet durch das unkontrollierte, klonale Wachstum unreifer hämatopoetischer Vorläuferzellen [99]. Dabei verlieren die leukämischen Zellen die Fähigkeit, zu funktionsfähigen Blutzellen auszureifen und entziehen sich dem normalen Kontrollmechanismus von Zellwachstum, Differenzierung und Apoptose [125].

Es gibt eine Reihe von Risikofaktoren, die mit der Entstehung einer AML in Verbindung gebracht werden. Dazu zählen genetische Abnormalitäten, wie sie etwa beim Down-Syndrom oder dem Morbus Klinefelter vorkommen [19]. Desweiteren erhöht die dauerhafte Exposition mit chemischen oder physikalischen Noxen, zum Beispiel Benzol, Pestiziden oder radioaktiver Strahlung, das Risiko, an einer AML zu erkranken [19]. Auch der Nikotinkonsum führt zu einer 1,2-fach größeren Erkrankungswahrscheinlichkeit [33]. Die größte Bedeutung als Risikofaktor kommen jedoch den in der Tumortherapie eingesetzten Chemotherapeutika zu. Hier sind vor allem die Alkylanzien und die Topoisomerase-II-Hemmstoffe zu nennen [19]. Etwa zehn bis 20 % der neudiagnostizierten akuten myeloischen Leukämien können mit einer früheren Chemotherapie assoziiert werden und werden als sekundäre AML bezeichnet [33].

Pathogenetisch stehen bei der AML sehr häufig chromosomale Veränderungen im Vordergrund [45]. Aus diesen zytogenetischen Aberrationen können Fusionsproteine entstehen, deren Einzelkomponenten als Transkriptionsfaktoren für den geordneten Ablauf der Hämatopoese von Bedeutung sind. Durch die Bildung von Fusionsproteinen kann die regulierende Eigenschaft der Transkriptionsfaktoren verloren gehen und somit zur Entstehung einer AML beitragen [99]. So kann es bei einer Translokation von Chromosom 8 und Chromosom 21 zur Bildung des Fusionsproteins AML1-ETO kommen. AML1 reguliert die Transkription wichtiger Gene der Hämatopoese. Trägt es jedoch an seinem N-terminalen Ende das ETO-Protein, kommt es zur Bindung von Korepressoren, die die Ablesung der Zielgene verhindern und so die Regulation von Proliferation und Differenzierung stören [104]. Ein zweites Beispiel ist die t(15;17)-Translokation, die am häufigsten im Rahmen der akuten Promyelozytenleukämie (AML FAB M3) vorkommt. Hierbei fusionieren das PML-Gen und das Gen für den

Retinolsäurerezeptor RAR-α. RAR-α ist ein Hormonrezeptor, der in deaktiviertem Zustand die Transkription von Genen unterbindet und nach Aktivierung, die durch Bindung von Retinolsäure bewirkt wird, die Inhibierung aufhebt. Liegt der Rezeptor in Form des Fusionsproteins PML-RARα vor, reichen physiologische Mengen an Retinolsäure nicht aus, um den Hormonrezeptor zu aktivieren und die Transkription wichtiger regulatorischer Gene zu initiieren [79].

Mutationen innerhalb von Genen, die für die Regulation hämatopoetischer Proliferation und Differenzierung verantwortlich sind, können jedoch auch ohne eine chromosomale Veränderung auftreten. Ein Beispiel hierfür ist das Gen der Rezeptortyrosinkinase FLT3. FLT3 ist ein Rezeptor, der überwiegend auf der Oberfläche unreifer hämatopoetischer Vorläuferzellen exprimiert wird. Infolge der Bindung des FLT3-Liganden (FL) dimerisiert der Rezeptor, was zur Autophosphorylierung und zur Aktivierung nachgeschalteter Signaltransduktionswege führt [37; 60]. Bei etwa einem Drittel der Patienten mit einer AML weist das *FLT3*-Gen eine sogenannte „internal tandem duplication" (ITD) auf. Diese ITD-Mutation bewirkt, dass der FLT3-Rezeptor, unabhängig von einer Ligandenbindung, ununterbrochen aktiv ist und es somit zu einer unkontrollierten Transkription von proliferations- und differenzierungsfördernden Genen kommt [37].

Es wird heute allgemein postuliert, dass es für die Entwicklung einer AML mindestens zweier genetischer Veränderungen bedarf. Diese „Two-Hit-Theorie" besagt, dass eine genetische Veränderung für die unkontrollierte Proliferation der Leukämiezellen verantwortlich ist und eine zweite die Blockade in der Differenzierung bewirkt. Aus dieser Kombination resultiert schließlich das phänotypische Bild einer unkontrollierten Teilung von unreifen Vorläuferzellen, das für die AML charakteristisch ist [36; 110].

Trotz aller Erkenntnisse bleibt in vielen Erkrankungsfällen der genaue pathogenetische Erkrankungsmechanismus jedoch weiter unklar.

1.4.2 Klinische Symptomatik

Die unkontrollierte Proliferation unreifer hämatopoetischer Vorläuferzellen führt im Knochenmark zu einer Verdrängung der normalen Blutbildung. Hieraus resultieren verschiedene, teilweise recht unspezifische Symptome, mit denen sich die AML klinisch manifestieren kann.

Die durch die verdrängte Erythropoese bedingte Anämie zeigt sich häufig durch ein vermehrtes Müdigkeitsempfinden, Abgeschlagenheit oder Belastungsdyspnoe. Die Verdrängung der Granulopoese resultiert in einer Neutropenie und damit einer vermehrten Infektanfälligkeit. Die Patienten klagen über rezidivierende Infektionen und wiederkehrendes Auftreten von Fieber, häufig ohne Nachweis eines infektiöses Fokus oder eines Erregers. Die insuffiziente Thrombopoese spiegelt sich in einer verstärkten Blutungsneigung wider. Anzeichen hierfür ist die erhöhte Anfälligkeit für die Ausbildung von Hämatomen sowie petechiale Einblutungen in Haut und Schleimhäuten, die bei etwa 30 % der Patienten auftreten. Häufig werden auch Zahnfleischbluten, auffällig vor allem nach Zahnarztbesuchen, Epistaxis oder Blutungen im Bereich des oberen Gastrointestinaltraktes beobachtet.

Weitere klinische Symptome der AML resultieren aus einer Penetration leukämischer Blastenzellen aus dem Blut in die peripheren, extramedullären Gewebe. Dabei wird eine isolierte Anhäufung dieser maligne entarteten, hämatopoetischen Vorläuferzellen als granulozytäres Sarkom oder auch als Chlorom bezeichnet. Prinzipiell kann davon ausgegangen werden, dass nahezu alle Organe von solchen Tumoren befallen sein können. Am häufigsten sind sie jedoch für die Haut beschrieben [117]. Der Befall von Lymphknoten mit einer daraus resultierenden Lymphadenopathie sowie die Infiltration von Leber und/oder Milz (Hepato- und/oder Splenomegalie) sind, im Gegensatz zu anderen Formen hämatologischer Neoplasien, bei der AML eher seltener zu beobachten [38].

1.4.3 Diagnostik und Einteilung der AML

Die Diagnosestellung der AML erfolgt über die zytomorphologische und zytochemische Untersuchung von Ausstrichen eines Knochenmarkaspirates und des peripheren Blutes [41]. Laut WHO-Klassifizierung liegt dann eine AML vor, wenn der Anteil der im Knochenmark befindlichen Blastenzellen bei mehr als 20 % liegt [44] (siehe Abbildung 1.4).

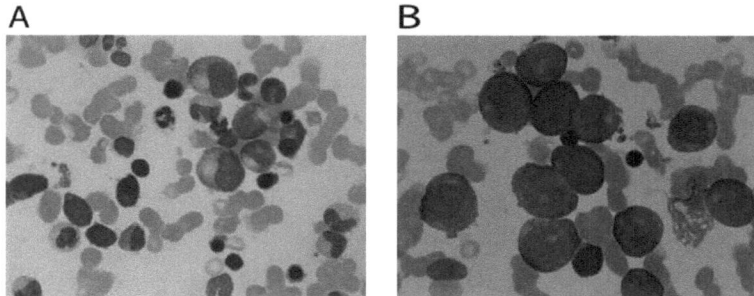

Abbildung 1.4: Knochenmarkausstrich eines gesunden Probanden und eines AML-Patienten. (A) zeigt eine normale Hämatopoese mit den Vorstufen der verschiedenen Zellreihen in unterschiedlichen Ausreifungsstadien; (B) das Bild des AML-Knochenmarks ist geprägt durch eine Vielzahl von großen, unreifen Blastenzellen; die normale Hämatopoese wird verdrängt.

Quelle: KOnI-Kinderonkologie-Infoseite, Universitätsklinikum Münster; http://projekt-koni.klinikum.uni-muenster.de

Früher erfolgte die Einteilung der AML ausschließlich nach der 1976 erstmals veröffentlichten und später modifizierten Klassifikation der French-American-British-Group (FAB-Klassifikation). Diese Einteilung orientiert sich an den zytomorphologischen und zytochemischen Eigenschaften der leukämischen Blasten [41] (siehe Tabelle 1.1).

FAB	Name	MPO	NBE	PAS	assoziierte chromosom. Veränderungen	beteiligte Gene
M0	Akute Myeloblastenleukämie, minimal differenziert	-	-	-	inv(3q26), t(3;3)	EVI1
M1	Akute Myeloblastenleukämie ohne Ausreifung	+	+	-		
M2	Akute Myeloblastenleukämie mit Ausreifung	+	+	-	t(8;21), t(6;9)	AML1-ETO, DEK-CAN
M3	Akute Promyelozytenleukämie	+	+	-	t(15;17), t(11;17), t(5;17)	PML-RARα, PLZF-RARα, NPM-RARα
M4	Akute myelomonozytäre Leukämie	+	+	+	11q23, inv(3q26), t(3;3), t(6;9)	MLL, DEK-CAN, EVI1
M4eo	Akute myelomonozytäre Leukämie mit abnormaler Eosinophilie	+	+	+	inv(16), t(16;16)	CBFβ-MYH11
M5	Akute monozytäre Leukämie	-	-	+	11q23, t(8;16)	MLL, MOZ-CBP
M6	Erythroleukämie	+	+	+		
M7	Akute megakaryozytäre Leukämie	-	-	+	t(1;22)	unbekannt

Tabelle 1.1: FAB-Klassifikation der akuten myeloischen Leukämie.
MPO = Myeloperoxidase, NBE = N-Butylazetat-Esterase (unspezifisch), PAS = Periodic-acid Schiff

Quelle: modifiziert nach Sargin et al.: AML und ALL des Erwachsenen – Neues aus Pathogenese, Diagnostik und Therapie, Journal Onkologie (2003)

Neben der Zytomorphologie und der Zytochemie werden heute weitere diagnostische Verfahren standardmäßig eingesetzt. Die zytogenetische Analyse untersucht die leukämischen Blasten auf mögliche chromosomale Aberrationen [41]. Nach heutigem Kenntnisstand stellt der Karyotyp den wichtigsten unabhängigen Prognosefaktor für den weiteren Verlauf der Erkrankung dar [88].

Die Immunphänotypisierung mit Hilfe der Durchflusszytometrie (FACS) ermöglicht zum einen die Diagnosesicherung und hat zum anderen in der Abgrenzung zu einer undifferenzierten AML (AML M0) bzw. zur akuten lymphatischen Leukämie (ALL) eine Bedeutung [41].

Schließlich können molekulargenetische Untersuchungen Mutationen in unterschiedlichen Genen nachweisen, die ebenfalls von prognostischer Bedeutung sind. Als Beispiel sei hier die ITD-Mutation im *FLT3*-Gen genannt [41].

Angesichts der vielen neuen Erkenntnisse, die mit Hilfe der zusätzlichen diagnostischen Verfahren gewonnen werden konnten, hat die Weltgesundheitsorganisation (WHO) im Jahr 2001 eine neue Klassifikation der AML publiziert. Diese orientiert sich neben der Zytomorphologie und Zytochemie auch an zytogenetischen, immunphänotypischen und klinischen Aspekten der Erkrankung [129] (siehe Tabelle 1.2).

WHO-Klassifikation der akuten myeloischen Leukämien

AML mit wiederkehrenden genetischen Abnormalitäten
- AML mit t(8;21)(q22;q22) (*AML1/ETO*)
- AML mit abnormalen Knochenmark-Eosinophilen inv(16)(p13;q22) oder t(16;16) (p13;q22) (*CBFβ/MYH11*)
- Akute promyelozytäre Leukämie mit t(15;17)(q22;q12) (*PML/RARα*) und Varianten
- AML mit 11q23 (*MLL*) Abnormalitäten

AML mit Multilinien-Dysplasien
- Nach myelodysplastischem oder myeloproliferativem Syndrom
- Ohne vorausgegangenem myelodysplastischem Syndrom

AML und myelodysplastische Syndrome, Therapie-assoziiert
- Alkylantien-assoziiert
- Topoisomerase Typ II Inhibitor-assoziiert
- Andere

AML nicht anderweitig kategorisiert
- AML minimal differenziert
- AML ohne Ausreifung
- AML mit Ausreifung
- Akute myelomonozytäre Leukämie
- Akute monoblastische und monozytäre Leukämie
- Akute Erythroleukämie
- Akute megakaryoblastische Leukämie
- Akute basophile Leukämie
- Akute Panmyelose mit Myelofibrose
- Myeloides Sarkom

Akute Leukämie mit unklarer Linienzugehörigkeit
- Undifferenzierte akute Leukämie
- Bi-Linien akute Leukämie
- Biphänotypische akute Leukämie

Tabelle 1.2: WHO-Klassifikation der akuten myeloischen Leukämien.

Quelle: modifiziert nach Vardiman et al.: The World Health Organization (WHO) classification of the myeloid neoplasms, Blood (2002)

1.4.4 Aktuelle Behandlungsstrategien und Prognose der AML

Der kurative Therapieansatz der AML beruht auf der Gabe einer intravenös verabreichten Chemotherapie. Dabei besteht diese Therapie aus verschiedenen, aufeinander folgenden Phasen. Das Ziel der Induktionsphase besteht darin, eine sogenannte komplette Remission (complete remission, CR) zu erreichen. Eine CR liegt definitionsgemäß dann vor, wenn der Blastenanteil im morphologisch unauffälligen Knochenmark weniger als 5 % beträgt, im peripheren Blut mehr als 1.000 segmentkernige Granulozyten und mehr als 100.000 Thrombozyten pro Mikroliter Blut gezählt werden können und extramedullär keine Leukämieherde nachweisbar sind [14].

Auf die Induktionsphase folgen Phasen der Konsolidierung und Erhaltung. Diese sollen für eine dauerhafte Krankheitsfreiheit und schließlich die endgültige Heilung sorgen [30].

Zurzeit gibt es eine Reihe unterschiedlicher Therapieschemata, die innerhalb von Studien auf ihre Wirksamkeit untersucht werden. Es hat sich gezeigt, dass die Abstimmung der Therapiemodalitäten auf das Risikoprofil des Patienten prognostisch von Bedeutung ist [74]. Die Risikostratifizierung beruht dabei auf der vor Beginn der Therapie durchgeführten molekular- und zytogenetischen Diagnostik [41]. Bei den im Rahmen einer Chemotherapie eingesetzten Zytostatika handelt es sich unter anderem um die Antimetabolite Cytosin-Arabinosid (Ara-C) und Thioguanin, die mit Substanzen aus der Gruppe der Anthrazykline (z.B. Daunorubicin) bzw. zytotoxischen Antibiotika (z.B. Mitoxantron) kombiniert werden [124]. Darüberhinaus werden in der Postremissionstherapie auch die autologe sowie die allogene Stammzell- bzw. Knochenmarktransplantation eingesetzt. Verschiedene Studien haben gezeigt, dass eine autologe Stammzelltransplantation im Anschluss an eine myeloablative Chemotherapie keine signifikante Verlängerung des Gesamtüberlebens zur Folge hat [8].

Bei Patienten, die der Hochrisikogruppe zugeordnet werden können, sollte eine allogene Stammzelltransplantation durchgeführt werden [116]. Der anti-leukämische Effekt wird dabei nicht nur durch die hochdosierte Konditionierungs-Chemotherapie erzielt, sondern auch durch die Immunzellen des Spenders, die die noch verbliebenen malignen Zellen im Sinne einer „Graft versus-Leukemia"-Reaktion (GvL-Effekt) zerstören [62].

Durch den Einsatz eine Konditionierungs-Chemotherapie mit reduzierter Intensität (RIC) können allogene Transplantationen heute zunehmend auch bei älteren Patienten

(> 60 Jahre) eingesetzt werden, wenn sie sich in einem entsprechenden Allgemeinzustand befinden [5].

Palliative Therapieschemata mit dem Ziel einer möglichst hohen Lebensqualität erhalten die Patienten, denen aufgrund ihres Allgemeinzustandes keine Hochdosis-Chemotherapie zugemutet werden kann bzw. die auf diese kein Ansprechen gezeigt haben [32].

Auf der Suche nach neuen Therapiemöglichkeiten im Kampf gegen die AML werden weiter große Anstrengungen unternommen. So wird zum Beispiel untersucht, inwiefern der Einsatz von Angiogenesehemmstoffen hemmend auf das Wachstum der leukämischen Blasten einwirken kann. Eine andere Möglichkeit könnte sein, durch Einsatz von Inhibitoren der Zyklin-CDK-Komplexe in die Zellteilung der malignen Zellen einzugreifen. Schließlich könnte auch die Modulation der Genexpression innerhalb der Blastenzellen, auf Ebene der Histon-Deazetylierung oder der Promotormethylierung, ein Schlüssel zur erfolgreichen Behandlung der AML sein [64].

Trotz intensiver Bemühungen während der letzten 25 Jahre ist die AML auch heute noch eine Krankheit, an der die Mehrheit der Patienten verstirbt. Trotz intensiver Chemotherapie können nur in etwa 30 bis 40 % der Fälle eine langfristige Heilung der Erkrankung erreicht werden [64]. Ausschlaggebender Grund hierfür ist, dass gut zwei Drittel aller AML-Patienten älter als 60 Jahre sind und die Therapie dieser Patientengruppe durch eine erhöhte Toxizität und einen ungünstigeren Verlauf gekennzeichnet ist [77]. Das mediane Überleben beträgt hier weniger als ein Jahr [29]. Jüngere Patienten (< 50 Jahre), bei denen erfolgreich eine allogene Stammzelltransplantation durchgeführt werden kann, haben dagegen deutlich bessere Überlebenschancen. Bei bis zu 79 % von ihnen kann eine dauerhafte Krankheitsfreiheit erreicht werden [131].

Hinsichtlich der Prognose stellt die akute Promyelozytenleukämie (AML FAB M3) eine Ausnahme im positiven Sinne dar. Wie in Kapitel 1.4.1 bereits erwähnt, bewirkt das Fusionsprotein PML-RARα, dass physiologische Mengen der körpereigenen Retinolsäure für die Aktivierung des entsprechenden Zielrezeptors und die damit verbundene Aktivierung wichtiger regulatorischer Gene nicht ausreichen. Durch exogene Zufuhr höherer Dosen der All-trans-Retinolsäure (ATRA) können die dadurch entstandenen leukämischen Blasten zur Ausreifung gebracht werden [133]. In

Kombination mit einer zytotoxischen Chemotherapie können durch diese Form der molekularen Therapie je nach Studie bis zu 90 % der Patienten geheilt werden [115].

1.5 Identifikation neuer Interaktionspartner von Zyklin A1 mittels modifiziertem Hefe-Zwei-Hybrid-System

Bei einer Vielzahl von AML-Patienten konnten hohe Zyklin A1-Expressionswerte nachgewiesen werden. Somit stellt möglicherweise auch Zyklin A1 als potentielles Onkogen einen Ansatzpunkt für neue molekulare Therapien der akuten myeloischen Leukämie dar.

Die Tatsache, dass eine Überexpression von Zyklin A1 alleine nicht suffizient ist, eine AML zu induzieren, veranlasste Diederichs et al. nach Interaktionspartnern des Zyklin A1-CDK2-Komplexes zu suchen. Dabei kam ein modifiziertes Hefe-Zwei-Hybrid-System (Yeast Two-Hybrid-System, Y2H) zum Einsatz [22]. Das Prinzip dieser Methodik soll an dieser Stelle kurz skizziert werden (siehe Abbildung 1.5). Das Zyklin A1-Protein wurde, gebunden an die Bindungsdomäne eines Transkriptionsfaktors (in diesem Fall GAL4), exprimiert. Die Gene einer Genbibliothek des menschlichen Hodens wurde mit der Aktivierungsdomäne des gleichen Transkriptionsfaktors fusioniert. Die Hefen waren nur dann in der Lage zu überleben, wenn es zu einer Interaktion des Zyklin A1-CDK2-Komplexes mit einem Protein aus der Genbibliothek und aus dieser Interaktion resultierend zu einer Aktivierung des GAL4-Transkriptionsfaktors kam.

1 Einleitung

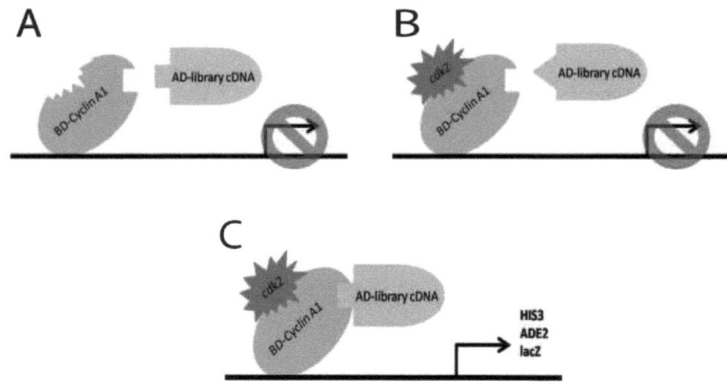

Abbildung 1.5: Das Prinzip des modifizierten Hefe Zwei-Hybrid-Systems. Zyklin A1 wurde, an eine Gal4 DNA-Bindungsdomäne fusioniert, exprimiert (BD-Cyclin A1). Die Gene einer Gen-Bibliothek des Hodens wurden als Fusionsproteine mit der Gal4-Aktivierungsdomäne exprimiert (AD-library cDNA). (C) Nur wenn es zu einer Interaktion von Zyklin A1 mit cdk2 und einem Gen aus der Genbibliothek kam, führte dies zu einer Expression von Reporterproteinen (z. B. HIS3). (A) und (B) Bei einer alleinigen Interaktion mit cdk2 oder einem Gen aus der Bibliothek wurde kein Reportergen exprimiert.

Quelle: modifiziert nach Diederichs et al.: Identification of Interaction Partners and Substrates of the CyclinA1-CDK2 Complex, Journal of Biological Chemistry (2004)

Bei der Auswertung wurden acht Gensequenzen aus der cDNA-Bank gefunden, die in mindestens zwei von einander unabhängigen Hefeklonen vorkamen. Vier dieser mRNA-Sequenzen konnten bereits bekannten Proteinen zugeordnet werden. GPS2 (G-Protein pathway suppressor 2), das in der Literatur auch als AMF1 bezeichnet wird, werden supprimierende Eigenschaften innerhalb der Ras- und der MAP-Kinase-Signaltransduktion zugeschrieben [120]. Außerdem moduliert es die p53-Transaktivierung [103]. Ku70, eine 70 kDa große Untereinheit des Ku-Komplexes, spielt eine entscheidende Rolle in der Reparatur von DNA-Doppelstrangbrüchen [40]. GNB2L1 (Guanine nucleotide binding protein 2 like 1), dessen Sequenz mit der von RACK1 (Receptor for activated C-kinase) identisch ist, ist ein Homolog der β-Untereinheit von heterotrimeren G-Proteinen. RACK1 hemmt durch Interaktion mit der Src-Tyrosinkinase das Zellwachstum [12]. Beim vierten bekannten Protein handelte es sich um RBM4 (RNA-binding motif protein 4), einem Protein, das am alternativen Spleißen von Vorläufer-mRNA beteiligt ist [65]. Des weiteren fand sich eine Gensequenz, die später ARID2 (AT-rich interaction domain 2) zugeordnet werden konnte, einem Protein mit einer AT-reichen DNA-bindenden Domäne [135].

Schließlich konnten mittels des modifizierten Y2H-Verfahrens drei neue, bislang unbekannte Gensequenzen gefunden werden. Zwei von ihnen wurden entsprechend ihren strukturellen Eigenschaften mit den Bezeichnungen KARCA1 (kelch/ankyrin repeat-containing cyclin A1-interacting protein) und PROCA1 (proline-rich cyclin A1-interacting protein) belegt. Die funktionelle Analyse des dritten Proteins ergab, dass es die Aktivität des Zyklin A1-CDK2-Komplexes inhibieren kann und wurde deshalb von Diederichs et al. als INCA1 (inhibitor of CDK interacting with cyclin A1) bezeichnet.

Der Einsatz des herkömmlichen Y2H-Verfahrens, bei dem die Interaktion von Zyklin A1 allein untersucht wurde, führte zur Entdeckung zweier zusätzlicher Sequenzen. Davon gehört die eine zu dem bereits bekannten Protein Ubc9. Ubc9 ist Bestandteil des „small ubiquitin-like modifier (SUMO) conjugation pathway". Innerhalb dieses Signalweges ist Ubc9 für die Bindung des modifizierenden Proteins an das Zielprotein verantwortlich [127]. Die zweite Sequenz konnte einem bislang uncharakterisierten cDNA-Klon mit der Bezeichnung Ye95a06 zugeordnet werden.

1.6 Ziele und Fragestellung der Arbeit

Das Ziel dieser Arbeit bestand darin, neue Erkenntnisse über eine mögliche Beteiligung von Zyklin A1 bzw. der Interaktionspartner des Zyklin A1-CDK2-Komplexes an der Zellzyklusregulation bzw. der Entstehung einer AML zu gewinnen. Dazu wurde im ersten Teil eine Genexpressionsanalyse durchgeführt. Mit Hilfe der quantitativen real-time RT-PCR-Methode wurden die Expressionseigenschaften der Proteine in Knochenmarkproben von AML-Patienten, von gesunden Probanden sowie in Proben, die aus menschlichem Hodengewebe gewonnen worden waren, untersucht. Diese Analyse diente als Screening-Methode, mit deren Hilfe besonders interessante Interaktionspartner identifiziert werden sollten, die im zweiten Teil der Arbeit einer funktionellen Untersuchung unterzogen wurden.

Zu diesem Zweck sollten stabile überprimierende 32D-Zelllinien hergestellt werden. 32D bezeichnet eine murine, IL-3-abhängige Zelllinie, die ein weit verbreitetes Modell für myeloische Vorläuferzellen darstellt [39]. Diese entstehen im Knochenmark, wie alle anderen Blutzellen auch, aus pluripotenten Stammzellen.

Die funktionellen Analysen dieser Zelllinien sollten Erkenntnisse darüber liefern, welchen Einfluss die Überexpression der zu untersuchenden Proteine auf die

Proliferationseigenschaften und die Koloniebildung der Zellen ausübt. Die Ergebnisse dieser Untersuchungen sollten schließlich Hinweise darauf geben, welche der gefundenen Faktoren an der Entstehung einer AML beteiligt sein und daher als möglichen Angriffspunkt für eine Therapie dienen könnten.

2 Material

2.1 Chemikalien und Enzyme

Agarose	Eurogentec, Seraing, Belgien
Bovines Serumalbumin (BSA)	New England Biolabs, Ipswich, MA, USA
Complete-Proteaseinhibitor	Roche, Basel, Schweiz
Ethidiumbromid	Roth, Karlsruhe, Deutschland
Methanol	Honeywell, Morristown, NJ, USA
Natrium-Pyruvat	Biochrom, Berlin, Deutschland
NP40	Sigma, St. Louis, MO, USA
Phenol-Chloroform	Gibco, Carlsbad, CA, USA
Propidiumiodid	Sigma, St. Louis, MO, USA
SDS (Natriumdodecylsulfat)	Sigma, St. Louis, MO, USA
Tris Base	Sigma, St. Louis, MO, USA
Trizol	Invitrogen, Carlsbad, CA, USA
Tween-20	Merck, Whitehouse Station, NJ, USA
BamH I, Pme I, Xho I	New England Biolabs, Ipswich, MA, USA
Big Dye Terminator v3.1 Cycle Sequencing Kit	Applied Biosystems, Foster City, CA, USA
Failsafe PCR-System	Epicentre Biotechnologies, Madison, WI, USA
Klenow-Fragment	Roche, Basel, Schweiz
LR Clonase^{TM}-Enzym-Mix	Invitrogen, Carlsbad, CA, USA
M-MLV-Reverse Transkriptase	Promega, Madison, WI, USA
Nanofectin-Reagenz	PAA, Pasching, Österreich
Proteinase K	Merck, Whitehouse Station, NJ, USA
qPCR^{TM} Mastermix QuickGoldStar	Eurogentec, Seraing, Belgien
Ribonuklease A	Sigma, St. Louis, MO, USA
Synergy^{TM}-DNA-Polymerase-Mix	GeneCraft, Köln, Deutschland
T4-DNA-Ligase	New England Biolabs, Ipswich, MA, USA
Trypsin	Gibco, Carlsbad, CA, USA

2.2 Laborgeräte

3H-Thymidin-Detektor (Wallac MicroBeta Trilux™)	GMI, Ramsey, MN, USA
ABI PRISM 7700 Sequence Detector	Applied Biosystems, Foster City, CA, USA
E. coli-Elektroporationsgerät (E. coli Pulser™)	Biorad, Hercules, CA, USA
Elektroporationsküvetten	Eurogentec, Seraing, Belgien
FACS-Gerät (FACSCalibur™)	BD Biosciences, San Jose, CA, USA
FACS-Sortier-Gerät (FACSVantage SE™)	BD Biosciences, San Jose, CA, USA
Photometer (Biophotometer™)	Eppendorf, Hamburg, Deutschland
Round-Bottom-Reaktionsgefäße	BD Biosciences, San Jose, CA, USA
Sequenziergerät (3730 DNA Analyzer™)	Applied Biosystems, Foster City, CA, USA
Thermocycler (Mastercycler personal™)	Eppendorf, Hamburg, Deutschland
UV-Transilluminator, Video-Dokumentationssystem (Gel Doc 1000™)	Biorad, Hercules, CA, USA
Westernblot-Apparatur	Biorad, Hercules, CA, USA
Zell-Ernte-Maschine	Inotech AG, Dottikon, Schweiz
1,5 ml-Reaktionsgefäße	Eppendorf, Hamburg, Deutschland
96-Well-PCR-Platten	Abgene, Epsom, Großbritannien
0,2 ml-PCR-Reaktionsgefäße	Biozym, Hessisch Oldendorf, Deutschland

2.3 Puffer und Lösungen

DNA-Ladepuffer	Fermentas, Ontario, Kanada
EDTA-Puffer (0,5 M)	181,1 g Dinatriumethylendiamintetraacetat in 800 ml ddH$_2$O gelöst, pH-Wert-Einstellung auf 8,0 mit NaOH, Volumen mit ddH$_2$O auf 1 l aufgefüllt
Laemmli-Puffer	25 mM Tris, 192 mM Glycin, 0,1 % SDS, pH 8,3
Lauf-Puffer (Westernblot)	3,03 g Tris Base, 1 g SDS, 14 g Glycin, Volumen mit ddH$_2$O auf 1 l aufgefüllt
PBS (-Tween)	150 mM NaCl, 120 mM KCl, 10 mM Na$_2$HPO$_4$, 10 mM KH$_2$PO$_4$ in ddH$_2$O, pH 7,4 (+ 0,1 % Tween-20)

RIPA-Puffer	5 M NaCl, NP40, 10 % DOC, 10 % SDS, 1 M Tris-HCl ddH$_2$O, Zusatz von Protease- und Phosphataseinhibitoren: Complete Inhibitor, Na$_3$VO$_4$ und 0,5 M NaF
Transfer-Puffer (Westernblot)	3,03 g Tris Base, 14,4 g Glycin, 200 ml Methanol, Volumen mit ddH$_2$O auf 1 l aufgefüllt
TAE-Puffer (50x)	2 M Tris-Base und 100 mM EDTA wurden gemischt und mit Eisessig auf einen pH-Wert von 8,0 eingestellt
TE-Puffer	10 mM Tris-Cl pH 8,0 und 1 mM EDTA pH 8,0

2.4 Nährmedien

DMEM	Gibco, Carlsbad, CA, USA
Fetales Kälberserum (FCS)	PAN Biotech, Aidenbach, Deutschland
LB-Flüssigkultur	25 g Luria Broth Base (Invitrogen, Carlsbad, CA, USA), mit ddH$_2$O auf 1 l aufgefüllt und autoklaviert
LB-Agarplatten (Selektion)	12,5 g Luria Broth Base, 7,5 g Agarose mit ddH$_2$O auf 500 ml aufgefüllt und autoklaviert; nach ausreichender Abkühlung (ca. 40° C) Zugabe des Selektionsantibiotikums (0,1 mg/ml Ampicillin bzw. 0,05 mg/ml Kanamycin)
SOC-Medium	10 g Trypton, 2,5 g Hefeextrakt, 5 ml NaCl (1 M), 1,25 ml KCl (1 M), mit ddH$_2$O auf 490 ml aufgefüllt und autoklaviert; anschließend Zugabe von 2,5 ml MgCl$_2$ (2 M) und 5 ml MgSO$_4$ (1 M)
RPMI	Gibco, Carlsbad, CA, USA

2.5 Sonstiges

ECL Plus Western Blotting Detection System	Amersham, Piscataway, NJ, USA
Fast Plasmid Mini	Eppendorf, Hamburg, Deutschland
Hybond Polyvinylidenflourid-Membran	Amersham, Piscataway, NJ, USA
JETstar 2.0 Plasmid-Kit	Genomed, Löhne, Deutschland

Nitrocellulose-Membran	Millipore, San Francisco, CA, USA
QIAquick Gel Extraction Kit	Qiagen, Hilden, Deutschland
QIAquick PCR Purification Kit	Qiagen, Hilden, Deutschland
Sephadex G-50 Chromatographie-Säulen	Amersham, Piscataway, NJ, USA
Tris-HCl-haltige Polyacrylamid-Gele, 4-15%ig	Biorad, Hercules, CA, USA

3 Methoden

3.1 Quantitative real-time RT-PCR (TaqMan)

Die quantitative real-time RT-PCR stellt ein Verfahren zur Quantifizierung zellulärer Genexpression dar und beruht auf dem Prinzip der Polymerase-Kettenreaktion (PCR). Die PCR ist ein enzymatisches Verfahren für die „*in-vitro*-Amplifikation" spezifischer DNA-Sequenzen [112] und wird in Kapitel 3.2.1 eingehender erklärt werden.

Mit Hilfe der quantitativen real-time RT-PCR wurden die Expressionen von Zyklin A1 und der zu untersuchenden Interaktionspartner in den AML-Patienten-Proben, den Proben aus normalem Knochenmark und den aus menschlichem Hoden entnommenen Proben analysiert.

Insgesamt wurden innerhalb dieser Arbeit Knochenmarkproben von 97 Patienten mit einer AML, 7 Proben, die aus dem Knochenmark gesunder Probanden gewonnen waren worden und 5 Proben menschlichen Hodengewebes untersucht. Von den 97 untersuchten AML-Patienten war bei 3 eine AML vom Subtyp M0, bei 14 eine AML-M1, bei 20 eine AML-M2, bei 2 eine AML-M3, bei 21 eine AML-M4, bei 9 eine AML-M5 und bei 3 eine AML-M6 diagnostiziert worden. Bei den übrigen Patienten war der AML-Subtyp nicht bekannt. Im Rahmen der Expressionsanalyse wurden die Genexpressionswerte der AML-Patienten mit verschiedenen klinischen, molekularbiologischen und zytogenetischen Parametern in Beziehung gesetzt, soweit diese Informationen vorlagen. Bei diesen Parametern handelte es sich um den AML-Subtyp nach Klassifikation der French-American-British-Group (FAB) sowie die Leukozytenzahl, die Höhe der Laktatdehydrogenase (LDH) und der Anteil leukämischer Blasten im Knochenmark am Tag der Diagnosestellung. Darüber hinaus wurden auch molekularbiologische Parameter wie der FLT3-Status sowie zytogenetische Veränderungen in die Analysen einbezogen. Schließlich wurde untersucht, ob auf Grundlage der Expressionswerte der untersuchten Proteine eine Aussage über das rezidivfreie Überleben bzw. das Gesamtüberleben der AML-Patienten möglich ist.

An dieser Stelle soll die Funktionsweise der quantitative real-time RT-PCR in groben Zügen dargestellt werden. Im Zellkern eukaryoter Zellen liegen alle genetischen Informationen als DNA vor. Für die Proteinsynthese werden zunächst Kopien dieser Informationen in Form von RNA-Sequenzen hergestellt, die als „messenger-RNA" (mRNA) bezeichnet werden. Die mRNA dient schließlich als Vorlage für die eigentliche Proteinbiosynthese, die an den Ribosomen im Zytosol stattfindet. Je höher die Expression eines bestimmten Gens, desto größer ist die Anzahl an mRNA-Matrizen. Mit Hilfe speziell konstruierter Primer können spezifische Bereiche der mRNA amplifiziert werden. Der große Vorteil der „real-time RT-PCR" besteht darin, dass die Amplifikation und die Detektion des spezifischen mRNA-Abschnittes gleichzeitig abläuft.

Für die Detektion wird eine ebenfalls für den entsprechenden mRNA-Abschnitt spezifische Sonde („Probe") benötigt. Diese besteht aus einer Sequenz von 24- 30 Basenpaaren, komplementär zu einem Sequenzbereich innerhalb des zu amplifizierenden mRNA-Abschnittes. Durch einen am 3'-Ende angehängten Phosphat-Rest ist die weitere Extension blockiert. Des weiteren ist die Sonde an ihrem 5'-Ende mit einem fluorogenen Reporter-Farbstoff (Fluoreszein-Derivat) markiert, an ihrem 3'-Ende befindet sich ein sogenannter Unterdrücker- oder Quencher-Farbstoff (Rhodamin-Derivat). Wird die intakte Sonde nun bei einer spezifischen Wellenlänge zu einer Fluoreszenz angeregt, so wird die Fluoreszenz des Reporter-Farbstoffes aufgrund der räumlichen Nähe zum Quencher-Farbstoff durch einen Fluoreszenz-Energietransfer (FET) unterdrückt und ist somit nicht detektierbar. Im Rahmen der während der „quantitativen real-time RT-PCR" stattfindenden PCR-Amplifikation lagert sich die Sonde an die komplementäre Sequenz innerhalb des zu amplifizierenden mRNA-Bereichs an. In der Extensionsphase trifft die eingesetzte „Thermus aquaticus DNA-Polymerase" auf die Sonde und spaltet sie mit Hilfe ihrer 5'→ 3'-Exonuklease-Aktivität ab. Durch die gleichzeitige Hydrolyse der Sonde geht die räumliche Nähe des Reporter- und des Quencher-Farbstoffes verloren, der Fluoreszenz-Energietransfer (FET) kann nicht mehr stattfinden. Nach Anregung des Reporter-Farbstoffes ist die Fluoreszenz nun detektierbar. Entsprechend der initial vorhandenen Menge an mRNA-Matrizen und der anschließenden Akkumulation während der PCR-Zyklen steigt die Intensität des Fluoreszenz-Signals an. Somit wird eine quantitative Aussage über die Expression eines Gens ermöglicht.

Für die Durchführung der quantitativen RT-PCR wurde der qPCR^{TM} MasterMix QuickGoldStar der Firma Eurogentec (Seraing, Belgien) verwendet. Dieser Mix enthält neben der QuickGoldStar DNA-Polymerase die für die Reaktion benötigten dNTPs,

MgCl$_2$ für die Bereitstellung der optimalen Reaktionsbedingungen sowie das Enzym Uracil-N-glycosylase für den Verdau überschüssiger dNTP. Das Gesamtvolumen pro Ansatz belief sich auf 12,5 µl und setzte sich wie folgt zusammen: jeweils 0,3 µl des Vorwärts- und des Rückwärts-Primers (Konzentration: 10 µM), 0,3 µl der Sonde (Konzentration: 5 µM), 2,85 µl destilliertes Wasser, 6,25 µl des qPCR-Master-Mixes sowie 2,5 µl der zu untersuchenden Probe.

Die PCR-Amplifikation und die anschließende Messung der Fluoreszenz-Intensitäten wurden mit Hilfe des ABI PRISM 7700 Sequence Detectors (PE Applied Biosystems, Foster City, Kalifornien, USA) durchgeführt. Dazu wurde in dem Gerät folgende PCR-Bedingung programmiert:

Start	50°C	2 Minuten	
	94°C	3 Minuten	
Zyklus	95°C	15 Sekunden	} 40 Zyklen
	60°C	1 Minute	

Die unterschiedlichen Fluoreszenz-Intensitäten wurden durch den ABI PRISM 7700 für jeden Zyklus einzeln erfasst. Die anschließende graphische Darstellung erfolgte unter Anwendung des Programms Sequence Detection Software Version 1.6.3 der Firma PE Applied Biosystems (Foster City, Kalifornien, USA). Diese Software ermöglicht es, einen bestimmten Grenzwert (Threshold) in den Bereich des exponentiellen Anstiegs aller Amplifikationskurven zu legen und damit die Ausgangsmenge an mRNA-Matrizen zu bestimmen. Je eher eine Kurve während des Amplifikationsvorgangs den festgelegten Grenzwert erreicht, desto größer war die Ausgangsmenge an mRNA-Matrizen. Bei jeder Messung wurde eine Verdünnungsreihe mit cDNA-Proben einer ML-1-Zelllinie mitgeführt. Unter Kenntnis der Genexpression in diesen Proben konnte die relative Expression der Versuchsproben bestimmt werden. Um eventuell vorhandene Unterschiede in den cDNA-Mengen der verschiedenen Proben zu standardisieren, wurde in allen Proben auch die Expression der humanen Glycerinaldehyd-3-phosphatdehydrogenase (huGAPDH), einem Enzym der Glykolyse bestimmt und abschließend die Expression der getesteten Gene auf die GAPDH-Expression bezogen.

Die TaqMan-Sonde und die sie flankierenden Vorwärts- und Rückwärts-Primer wurden mit Hilfe der Software „Primer Express" (PE Applied Biosystems, Foster City, Kalifornien, USA) konstruiert, wobei die Sonde so gewählt wurde, dass sie genau über einer Exon-Exon-Grenze lag. Dadurch sollte erreicht werden, dass ausschließlich die vorhandenen mRNA-Matrizen und nicht die im Zellkern vorliegende genomische DNA als Vorlage für die Amplifikation dienten. Für die unterschiedlichen Gene wurden folgende Primer und Sonden verwendet:

humane GAPDH

	Sequenz
Vorwärts-Primer	GAA GGT GAA GGT CGG AGT C
Rückwärts-Primer	GAA GAT GGT GAT GGG ATT TC
Sonde	VIC-CAA GCT TCC CGT TCT CAG CC-TAMRA

humanes Zyklin A1

	Sequenz
Vorwärts-Primer	GGG CTC CCA GAT TTC GTC T
Rückwärts-Primer	CTG CAG TGC ATT GCT TCA CA
Sonde	FAM-CCA GCA GCA GCC CGT CGA-TAMRA

humanes GPS2

	Sequenz
Vorwärts-Primer	AAA AAC CGA GGC GAA AGG A
Rückwärts-Primer	GTG TGA ACA GTC AGG CTC TGC T
Sonde	FAM-CAG AGT GAC CTG ACC ACC CTA ACA TCA GC-TAMRA

humanes INCA1

	Sequenz
Vorwärts-Primer	GGA GGA GCA GCA CAT TCC A
Rückwärts-Primer	GCT GCA TTC CTT CCA AAC ATG
Sonde	FAM-ACC CCC TGA AAT GCT TTG GAG AAG AAA GAA-TAMRA

humanes KARCA1

	Sequenz
Vorwärts-Primer	GCA CCT ATT GCT ACA AGC AAG AAG
Rückwärts-Primer	GAG CAG GGC CGG ACA GT
Sonde	FAM-CTG AGC GTG AGG CTG TGT GGC AG-TAMRA

humanes Ku70

	Sequenz
Vorwärts-Primer	GCC TTG GCC TTG GAT TTG AT
Rückwärts-Primer	GCC AGT CTT TTA TTC GTT GCT TCA
Sonde	FAM-AAG CAG TGG ACC TGA CAT TGC CCA A-TAMRA

humanes PROCA1

	Sequenz
Vorwärts-Primer	AAG CTG GGA GAG AGG ACA TCT G
Rückwärts-Primer	TGT CAG GCT CCT TGC AGT CA
Sonde	FAM-CGT CCA GCA CTG ATG TGT CTA CCT TCT CTG A-TAMRA

humanes DKFZ

	Sequenz
Vorwärts-Primer	GCC TGG AGA CCC AAT GAG AA
Rückwärts-Primer	ACA CTG CCC TGG ATA TAC ATC TTT T
Sonde	FAM-CAT GTG TCT GTG GCA GTC TTG TAA AAA GTG G-TAMRA

humanes GNB2L1

	Sequenz
Vorwärts-Primer	CCG GCA GAT TGT CTC TGG AT
Rückwärts-Primer	CCC ACT CTG AGT GGC TCT CAT C
Sonde	FAM-ATG GGA TAC CCT GGG TGT GTG CAA ATA CA-TAMRA

humanes RBM4

	Sequenz
Vorwärts-Primer	GAT CGG GCG CGG TAC TC
Rückwärts-Primer	CCG CAG CTC GGA ATT TCA
Sonde	FAM-TTT TAA AGC TTG AGG TGG GAT GTG TGT GG-TAMRA

humanes Ubc9

	Sequenz
Vorwärts-Primer	AAA ATC CCG ATG GCA CGA T
Rückwärts-Primer	CAC GGA GTC CCT TTC TTT CCT
Sonde	FAM-AAC CTC ATG AAC TGG GAG TGC GCC-TAMRA

humanes Ye95a06

	Sequenz
Vorwärts-Primer	CAT CTA TAG AAA AGA AGT GAA ACA AAA AC
Rückwärts-Primer	TCA AAA AAT TGT CTT AGA ATC AAT GAA
Sonde	FAM-AAA AAC AAT CAA ATC CTG TAC ATG AGA AAC C-TAMRA

Die verwendeten Sonden waren alle an ihrem 5'-Ende mit dem Fluoreszenzfarbstoff FAM markiert, ausgenommen die Sonde für humanes GAPDH (Glycerinaldehyd-3-phosphat-dehydrogenase), die mit dem Farbstoff VIC versehen war. Als Quencher-Farbstoff am 3'-Ende wurde bei allen Sonden ausschließlich TAMRA verwendet.

3.2 Herstellung der Überexpressions-Plasmide für *in vitro*-Analysen

3.2.1 Amplifikation der Gensequenzen mit Hilfe der Polymerase-Kettenreaktion (PCR)

Bei der Herstellung der Überexpressions-Plasmide für die in vitro-Analysen wurden durch Einsatz der Polymerase-Kettenreaktion (PCR) zunächst ausreichend große DNA-Mengen der zu klonierenden Gene generiert.

Die PCR ist ein enzymatisches Verfahren für die „in-vitro-Amplifikation" spezifischer DNA-Sequenzen [112]. Zunächst werden zwei Oligonukleotid-Primer konstruiert, die sich nach einer Hitzedenaturierung spezifisch an den Flanken des zu amplifizierenden Genabschnittes anlagern (Annealing). Eine hitzestabile DNA-Polymerase, z.B. die des Archeabakteriums Thermus aquaticus, synthetisiert bei optimaler Temperatur den komplementären DNA-Strang zwischen den beiden Oligonukleotid-Primern (Elongation). Durch sich wiederholende Zyklen von Denaturierungen der Doppelstrang-DNA, Anlagerung der Primer an den spezifischen Genabschnitt und DNA-Synthese des komplementären DNA-Stranges kommt es zu einer exponentiellen Vermehrung des DNA-Fragmentes. Die Hitzestabilität der DNA-Polymerase ermöglicht den Einsatz von Thermocyclern, in denen die unterschiedlichen PCR-Schritte automatisch nacheinander ausgeführt werden.

Für die Amplifikation unserer Genabschnitte wurde der „Synergy^{TM}-Polymerase-Mix" der Firma GeneCraft (Köln, Deutschland) eingesetzt. Dieses Gemisch enthält zum einen

KlenTaq, eine modifizierte Form der oben genannten Taq-Polymerase. Dieses Enzym zeichnet sich durch eine besonders hohe Hitzestabilität aus und ist damit auch für die Synthese größerer Fragmente nutzbar. Zum anderen beinhaltet er die DNA-Polymerase aus dem Archeabakterium Pyrococcus furiosis (Pfu), die in hohem Maße mögliche Fehler bei der Synthese erkennt und diese auch beheben kann. Das Gesamtvolumen der PCR-Ansätze für alle Fragmente betrug 30µl und setzte sich aus den folgenden Komponenten zusammen:

x µl	Plasmid-DNA (100 ng)
3 µl	10x Synergy-Reaktions-Puffer
2 µl	dNTPs (Konzentration: 10 mM)
2 µl	Vorwärtsprimer (10 µM)
2 µl	Rückwärtsprimer (10 µM)
0,5 µl	Synergy^{TM}-DNA-Polymerase
ad 30 µl	destilliertes Wasser

Die Ansätze wurden jeweils in ein dünnwandiges 0,2 ml-PCR-Reaktionsgefäß gegeben und anschließend in einem Thermocycler bei folgenden PCR-Bedingungen inkubiert:

1 Minute	94°C	Vordenaturierung	
30 Sekunden	93°C	Denaturierung	
30 Sekunden	48°C	Annealing	8 Zyklen
1,5 Minuten	72°C	Elongation	
30 Sekunden	93°C	Denaturierung	
30 Sekunden	53-60°C	Annealing	25 Zyklen
1,5 Minuten / kb	72°C	Elongation	
5 Minuten	72°C	Auffüllreaktion	

Die Annealing-Temperatur ist spezifisch für jedes einzelne Primerpaar und wurde für jede Primerkombination optimiert. Die ersten acht Zyklen aller PCR-Reaktionen wurden mit einer Annealing-Temperatur von 48°C durchgeführt. Die Reduktion der Temperatur während der Anlagerung der Primer bewirkt eine Erniedrigung ihrer

Spezifität und somit eine Steigerung der Effektivität hinsichtlich der Amplifikation des gewünschten Genabschnittes.

3.2.2 Plasmide und Primer

Als Vorlage für die PCR-Reaktion wurden Plasmide aus unserem eigenen Bestand sowie kommerziell erworbene Plasmide verwendet. Zyklin A1 und INCA1 waren bereits zu einem früheren Zeitpunkt in den pcDNA4-Vektor kloniert worden, für diese Konstrukte musste daher auch keine PCR-Amplifikation mehr durchgeführt werden. GPS2, KARCA1 und Ku70 wurden vom Deutschen Ressourcenzentrum für Genomforschung GmbH (Heidelberg, Deutschland) und das PROCA1-Plasmid von der Firma Invitrogen (Carlsbad, Kalifornien, USA) bezogen. In der durchgeführten PCR-Reaktion wurden Vorwärts-Primer verwendet, die an ihrem 3'-Ende und Rückwärts-Primer, die an ihrem 5'-Ende jeweils eine Basensequenz mit der spezifischen Schnittstelle eines Restriktionsenzyms trugen. Dadurch konnte die Subklonierung der amplifizierten Basensequenz in den Vektor vereinfacht werden. Die folgende Tabelle zeigt die verwendeten Primer. Die entsprechenden Enzymschnittstellen sind mit einem Unterstrich gekennzeichnet. Alle eingesetzten Restriktionsenzyme wurden von der Firma New England Biolabs (Ipswich, Massachusetts, USA) bezogen.

GPS2

	Sequenz	Enzym
Vorwärts-Primer	CGG GAT CCG CCA CCA TGC CCG CAC TCC TGG AGC G	BamH I
Rückwärts-Primer	AAC CCG CGA TTC TAC CAC AAG CCT CGA GCG G	Xho I

KARCA1 Transkript-Variante 1

	Sequenz	Enzym
Vorwärts-Primer	CGG GAT CCG CCA CCA TGG CGG TGG CCG TGC CCC CGG	BamH I
Rückwärts-Primer	CCA CAG GTT TGC ATC CTG GAC TTT ATC CCT CGA GCG G	Xho I

KARCA1 Transkript-Variante 3

	Sequenz	Enzym
Vorwärts-Primer	CGG GAT CCG CCA CCA TGG AAC AGC TTG CAA GGC T	BamH I
Rückwärts-Primer	CCA CAG GTT TGC ATC CTG GAC TTT ATC CCT CGA GCG G	Xho I

Ku70

	Sequenz	Enzym
Vorwärts-Primer	CGG GAT CCG CCA CCA TGT CAG GGT GGG AGT CAT A	BamH I
Rückwärts-Primer	GAA GCC CTC ACC AAG CAC TTC CAG GAC CCT CGA GCG G	Xho I

PROCA1

	Sequenz	Enzym
Vorwärts-Primer	CGG GAT CCG CCA CCA TGT GGG TCA GGA CGA CGC T	BamH I
Rückwärts-Primer	GAT CAA ACC CCA ACC TCA GTC CTC GAG CGG	Xho I

3.2.3 Fragmentauftrennung durch Agarosegel-Elektrophorese

Nach der PCR-Reaktion wurden zur Kontrolle der durchgeführten Amplifikation alle Reaktionsansätze mit Hilfe einer horizontalen Agarosegel-Elektrophorese analysiert. Dazu wurden die Proben auf ein 1%iges Agarosegel aufgetragen. Für die Herstellung dieser Agarosegele wurde 1 g Agarosegel-Pulver (Eurogentec, Seraing, Belgien) in 100 ml TAE-Puffer (Tris-Acetat-EDTA mit ddH_2O) gelöst und die flüssige Agarose anschließend in eine Gelform gegossen. Nach Erkalten und Verfestigen der Agarose konnten die Reaktionsansätze unter Zugabe von 6x DNA-Ladepuffer (Fermentas, Ontario, Kanada) auf das Agarosegel aufgetragen und unter Anlegung einer konstanten Spannung von 80 V in TAE-Puffer aufgetrennt werden. Für die Beurteilung der Fragmentgrößen wurde zusätzlich eine Geltasche mit einem DNA-Marker (GeneRuler[TM] der Firma Fermentas, Ontario, Kanada) beladen. Dieser Marker zeigte nach Auftrennung unterschiedliche Banden, deren Größen bekannt waren. Nach der Auftrennung wurden die Gele für etwa 20 Minuten in einem Ethidiumbromid-Bad gefärbt und anschließend auf einem UV-Transilluminator mit einem Video-Dokumentationssystem fotografiert. Bei der anschließenden Analyse wurden die Banden, die in ihrer Fragmentgröße den amplifizierten Genabschnitten entsprachen, identifiziert und mit einem sterilen Skalpell ausgeschnitten.

3.2.4 DNA-Extraktion aus Agarosegelen

Um die in den Agarose-Gelen enthaltenen DNA-Fragmente zu extrahieren, wurde zunächst das Gewicht der ausgeschnittenen Gelstücke mit Hilfe einer Feinwaage bestimmt. Anschließend wurde die DNA-Extraktion mit Hilfe des „QIAquick Gel Extraction Kits" (Qiagen, Hilden, Deutschland) nach Protokoll des Herstellers durchgeführt.

Das Extraktions-Prinzip dieses Fertigsystems beruht auf einer Kieselgelmembran, die DNA-Fragmente bei entsprechend optimaler Salzkonzentration sowie einem pH-Wert von weniger als 7,5 bindet und somit die Isolierung ermöglicht. Für das Auswaschen der DNA aus der Membran bedarf es wiederum einer niedrigen Salzkonzentration und einem pH-Wert von über 7,5. Die optimalen Bedingungen für die beiden genannten Vorgänge wurden durch die mitgelieferten Pufferlösungen erzeugt.

3.2.5 Klonierung in den Vektor pcDNA4^{TM}/TO/*myc*-His

Die extrahierten DNA-Sequenzen trugen aufgrund der gewählten Primer an ihren beiden Enden Basensequenzen, die durch die bakteriellen Endonukleasen BamH I und Xho I erkannt und spezifisch geschnitten werden konnten. Bei diesen beiden Enzymen erfolgt die Spaltung asymmetrisch und es entstehen homologe, kohäsive Enden. Das bedeutet, dass sie Schnittstellen erzeugen, an denen die Enden der beiden komplementären DNA-Stränge unterschiedlich lang sind. Für die Reaktionsansätze wurden jeweils 30 µl der extrahierten DNA-Sequenzen, jeweils 1 µl (entspricht jeweils 20 Units) der beiden Enzyme (New England Biolabs, Ipswich, Massachusetts, USA), die Enzym-spezifische Pufferlösung (10x) und bovines Serumalbumin (BSA) (1x) mittels sterilem Wasser auf ein Gesamtvolumen von 40 µl gebracht. Anschließend wurden die Ansätze für 16 Stunden in einem Inkubator bei 37°C inkubiert. Nach dem Verdau wurde die Restriktionsenzyme mit Hilfe des „QIAquick PCR Purification Kit" (Qiagen, Hilden, Deutschland), einem Fertigsystem zur Aufreinigung von DNA, entfernt. Die Durchführung erfolgte nach dem Protokoll des Herstellers.

Der Expressionsvektor pcDNA4^{TM}/TO/*myc*-His (Invitrogen, Karlsruhe, Deutschland) (siehe Abbildung 3.1) wurde ebenfalls mit den beiden genannten Enzymen geschnitten, so dass die hierbei entstehenden Enden genau mit denen der DNA-Sequenzen übereinstimmten. Dieser Umstand erhöhte bei der im nächsten Schritt durchgeführten

Ligation die Wahrscheinlichkeit, dass die Gensequenzen in der korrekten Ausrichtung in den Expressionsvektor eingefügt wurden. Zur Vorbereitung auf diese Ligation wurde der verdaute Expressionsvektor mit Hilfe der horizontalen Agarosegel-Elektrophorese von dem herausgeschnittenen Fragment getrennt und anschließend ebenfalls mit dem „QIAquick PCR Purification Kit" nach Protokoll des Herstellers aufgereinigt.

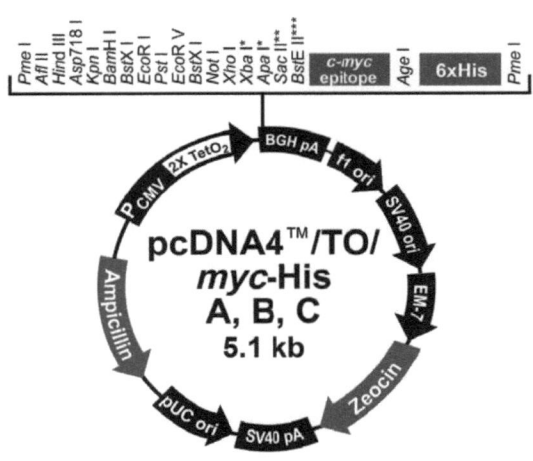

Abbildung 3.1: pcDNA4™/TO/*myc*-His

Die für die Gene codierenden Sequenzen wurden im nächsten Schritt durch Ligation mit der Bakteriophage T4-DNA-Ligase (New England Biolabs, Ipswich, Massachusetts, USA) in den Expressionsvektor pcDNA4™/TO/*myc*-His eingefügt. DNA-Ligasen katalysieren die Bildung von Phosphodiesterbindungen zwischen den 5'-Phosphat- und den 3'-Hydroxylresten der DNA-Stränge. Dadurch werden die Bruchstellen zwischen den eingefügten Fragmenten und dem Vektor verschlossen. Die Ligationsansätze in 0,2 ml-PCR-Gefäßen umfassten jeweils ein Gesamtvolumen von 10 µl. Sie beinhalteten die Gensequenzen und den Vektor im Verhältnis 7:1, 1 µl der T4-DNA-Ligase sowie die zugehörige Pufferlösung (10x) und wurden für 16 Stunden in einem Thermoblock bei 16°C inkubiert.

3.2.6 Subklonierung in den retroviralen Vektor pMYs-IG

Ein zwischenzeitlich vollzogener Strategiewechsel bezüglich der Herstellung der Überexpressionszelllinien machte die Subklonierung der Gensequenzen in den retroviralen Vektor pMYs-IG erforderlich. Aus diesem Grund wurden die DNA-Fragmente mittels bakterieller Endonukleasen wie in Kapitel 3.2.5 beschrieben aus dem Expressionsvektor pcDNA4^{TM}/TO/*myc*-His herausgeschnitten. In diesem Fall wurde dafür das Restriktionsenzym Pme I gewählt. Wie aus Abbildung 3.1 deutlich wird, enthielt die so gewonnene DNA-Sequenz nicht nur die für die jeweiligen Gene codierenden Basenabfolgen, sondern zusätzlich noch ein dem pcDNA4-Vektor entstammendes c-myc-Epitop sowie ein Polyhistidin-Schwanz. Das c-myc-Epitop wurde später für den Nachweis der zellulären Überexpression der jeweiligen Gene genutzt. Pme I ist ein symmetrisches Enzym. Das bedeutet, dass es Schnittstellen generiert, an deren Enden die beiden komplementären DNA-Stränge gleich lang sind. Diese Enden werden auch als stumpfe Enden (blunt ends) bezeichnet. Um die DNA-Sequenzen mit stumpfen Enden in den Zielvektor pMYs-IG integrieren zu können, wurden diese zunächst durch ein asymmetrisches Enzym aufgeschnitten und die beiden resultierenden kohäsiven Überhänge unter Anwendung der sogenannten Klenow-Reaktion in Enden mit gleich langen komplementären DNA-Strängen umgewandelt. Für diese Reaktion wurde das Klenow-Fragment (Roche, Basel, Schweiz) verwendet, eine DNA-Polymerase I ohne die N-terminale 5'→3'-Exonuklease-Aktivität. Dieses Enzym katalysiert das Auffüllen bzw. Entfernen der überhängenden Enden und bewirkt somit eine Angleichung der DNA-Stränge.

Der Reaktionsansatz mit einem Gesamtvolumen von 20 µl beinhaltete 4 µl Vektor-DNA (gelöst in destilliertem Wasser), 2 µl dNTPs (1 mM), 2 µl Reaktionspuffer (10x), 1,5 µl Klenow-Fragment (entspricht 3 U) und 10,5 µl destilliertes Wasser und wurde bei 37°C für 15 Minuten in einem Thermoblock inkubiert.

Im letzten Schritt wurden die für die Gene codierenden DNA-Sequenzen durch die zuvor beschriebene Ligationsreaktion (Kapitel 3.2.5) unter identischen Reaktionsbedingungen in den retroviralen Vektor integriert.

3.2.7 Subklonierung mit Hilfe des Gateway-Systems

Die für das Gen KARCA1 codierende DNA-Sequenz wurde mit Hilfe des Gateway-Systems der Firma Invitrogen (Karlsruhe, Deutschland) in den Vektor pMYs-IG kloniert. Das Funktionsprinzip dieses Systems beruht auf den Rekombinationseigenschaften der λ-Phage, einem Virus aus der Gruppe der Bakteriophagen. Dieses Virus besitzt die Fähigkeit, eine DNA-Sequenz in einen Expressionsvektor zu integrieren, ohne dass dafür der Einsatz von Restriktionsendonukleasen bzw. Ligationsenzymen benötigt werden. Voraussetzung hierfür ist, dass sowohl die zu klonierenden Basenabfolge in ihrem Ausgangsvektor als auch der Zielbereich im Expressionsvektor von spezifischen Anlagerungssequenzen flankiert werden. Diese Bereiche dienen einerseits als Bindungsstelle für die Rekombinations-Enzyme, andererseits findet auch der eigentliche Austausch der DNA-Stränge innerhalb dieser sogenannten „attachment sites (att)" statt. Für den Ablauf der Reaktion sind drei unterschiedliche Enzyme notwendig, die im LR Clonase^{TM}-Enzym-Mix der Firma Invitrogen enthalten sind. Zwei von ihnen, die Integrase (Int) und die Excisionase (Xis) sind Enzyme der λ-Phage. Das dritte, ein Integration Host Factor-Protein (IHF) stammt aus dem Bakterium *Escherichia coli*. Zusammen katalysieren sie die Zusammenlagerung der zu klonierenden Sequenz im Ausgangsvektor und des Zielvektors im Bereich der Anlagerungssequenzen, die Spaltung und nach Sequenz-Austausch die Wiederverknüpfung der DNA-Stränge.

3.2.7.1 Subklonierung in den pENTR^{TM}-Vektor

Zunächst wurde wieder mit Hilfe der PCR-Reaktion eine ausreichend große DNA-Menge der für KARCA1 codierenden Sequenz generiert. Als Vorlage diente in diesem Fall das bereits zuvor konstruierte Plasmid KARCA1-pcDNA4^{TM}/TO/*myc*-His. Die verwendeten Primer waren so konstruiert, dass nicht nur die KARCA1-Sequenz sondern auch das dahinter positionierte c-myc-Epitop für den späteren Nachweis zellulärer Überexpression amplifiziert wurde. Die Durchführung dieser Amplifikation gestaltete sich schwierig, sodass im Verlauf das Failsafe^{TM} PCR-System (Epicentre Biotechnologies, Madison, Wisconsin, USA) zum Einsatz kam. Dieses System ermöglicht den Einsatz unterschiedlich zusammengesetzter Reaktionspuffer. Damit lassen sich aus einer großen Vielzahl von Möglichkeiten die optimal funktionierende

Puffer-Zusammensetzung für eine PCR-Reaktion bestimmen. Insgesamt wurden 10 unterschiedliche Puffer getestet. Das Failsafe™ PCR-System wurde gemäß Protokoll des Herstellers verwendet. Dabei umfasste ein Reaktionsansatz ein Gesamtvolumen von 50 µl und beinhaltete 1 µl DNA-Vorlage, jeweils 0,5 µl des Vorwärts- und des Rückwärts-Primers (Konzentration: 50 µM), 0,5 µl des Failsafe Enzym-Mixes, 25 µl der verschiedenen Reaktionspuffer, die auch dNTPs in einer Konzentration von jeweils 400 µM enthielten, sowie 22,5 µl destilliertes Wasser. Das PCR-Programm entsprach den in Kapitel 3.2.1 bereits beschriebenen Bedingungen und die Inkubation wurde ebenfalls in einem Thermocycler vollzogen.

Anschließend wurde die KARCA1-Sequenz, wie bereits beschrieben, auf einem Gel aufgetrennt, isoliert und aufgereinigt und das Fragment dann in einem nächsten Schritt mit den beiden Restriktionsendonukleasen BamH I und EcoR I enzymatisch geschnitten.

Die Ligation in den ebenfalls mit BamH I und EcoR I verdauten Vektor pENTR™ (Invitrogen, Karlsruhe, Deutschland) (siehe Abbildung 3.2) erfolgte, wie oben dargestellt, mit Hilfe der Bakteriophage T4-DNA-Ligase. Wie aus Abbildung 3.2 erkennbar wird, trägt der pENTR-Vektor neben einer Resistenz gegen das Antibiotikum Kanamycin auch ein mit *ccdB* bezeichnetes sogenanntes Suizid-Gen zwischen den Schnittstellen der beiden Restriktionsenzyme. Dieses Gen dient bei der im weiteren Verlauf durchgeführten Transformation elektrokompetenter *E. coli*-Bakterien (Kapitel 3.3.2) der positiven Selektion. Das bedeutet, dass die kompetenten Bakterien, die den Vektor ohne die KARCA1-Sequenz enthalten, durch die Expression des Suizid-Gens zugrunde gehen. Durch gleichzeitige Verwendung Kanamycin-haltiger Nährböden wurden somit Klone selektioniert, die das vollständige Plasmid KARCA1-pENTR™ beinhalteten.

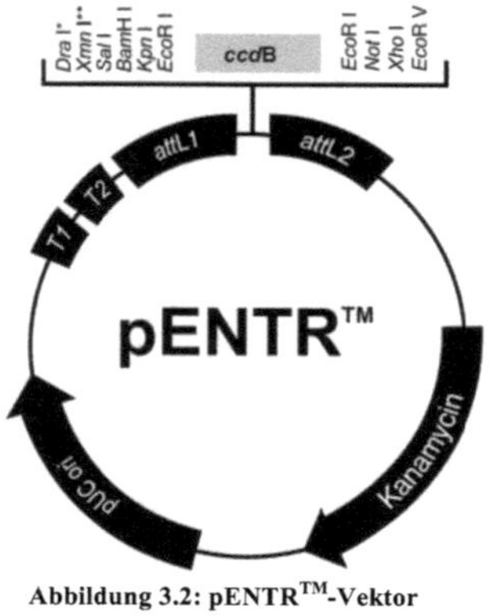

Abbildung 3.2: pENTR™-Vektor

3.2.7.2 Subklonierung in den retroviralen Vektor pMYs-IG mit Hilfe der LR Clonase^{TM}-Reaktion

Während der LR Clonase^{TM}-Reaktion findet die Rekombination innerhalb der Anlagerungssequenzen des Ausgangsvektors pENTR^{TM}, in dem sich die KARCA1-Sequenz befindet, und des retroviralen Zielvektors pMYs-IG-Gateway und somit die Integration der zu klonierenden Sequenz in den Zielvektor statt. Dadurch entsteht das gewünschte Plasmid KARCA1-pMYs-IG.

Im ersten Schritt dieser Reaktion wurden jeweils 2 µl DNA des Plasmids KARCA1-pENTR^{TM} und des Zielvektors pMYs-IG, 4 µl des LR Clonase^{TM}-Reaktions-Puffers (5x), 8 µl eines Tris-EDTA-Puffers (TE-Puffer) pH 8.0 und 4 µl des LR Clonase^{TM}-Enzym-Mixes in einem 0,2 ml-PCR-Reaktionsgefäß für 16 Stunden bei 25°C inkubiert. Anschließend wurde in einem zweiten Schritt diesem Reaktionsgemisch 2 µl Proteinase K in einer Konzentration von 2 µg/µl hinzugefügt. Es folgte eine weitere Inkubation von 10 Minuten bei 37°C. Abschließend wurden 2 µl dieses Ansatzes in chemokompetente *Escherichia coli*-Bakterien transformiert (siehe Kapitel 3.3.1).

3.3 Transformation kompetenter *Escherichia coli*-Zellen

3.3.1 Transformation chemokompetenter Zellen

Für die Transformation kompetenter *Escherichia coli*-Zellen kamen zwei unterschiedliche Methoden zur Anwendung. Für die mit Hilfe des Gateway Systems durchgeführte Klonierungen wurden chemokompetente *Escherichia coli*-Zellen des Stammes DH5α eingesetzt, bei den übrigen Transformationen kam die Elektroporationsmethode zum Einsatz.

Für die Transformation mit chemokompetenten Zellen wurde zunächst ein Aliquot von 50 µl der kompetenten Zellen bei ca. 4°C über einen Zeitraum von 15 Minuten aufgetaut. Anschließend wurde die zu transformierende Menge an DNA in die Zellsuspension gegeben und gut gemischt. Die Ligationsansätze wurden in der Regel komplett eingesetzt, für die Transformation des LR Clonase™-Reaktionsansatzes wurden 2 µl eingesetzt. Nach einer 30-minütigen Inkubation auf Eis wurde den Zellen 50 Sekunden lang ein Hitzeschock von 42°C appliziert und sie anschließend sofort für 2 Minuten auf Eis inkubiert. Die Bakterien wurden dann mit 300 µl frischem SOC-Medium versehen und für weitere 60 Minuten bei 37°C und unter kontinuierlicher Schaukelbewegung inkubiert. Im Anschluss daran wurde die Zellsuspension für 5 Minuten bei 2000 g zentrifugiert, der größte Teil des Überstandes verworfen und die Zellen in ca. 10 µl des Überstandes wieder aufgenommen. Abschließend erfolgte die Ausplattierung der Bakterien auf LB-Agar-Platten, die zur Selektion der positiven Transformationsklone ein entsprechendes Antibiotikum enthielten. Die Inkubationszeit bei 37°C betrug ca. 16 Stunden.

3.3.2 Transformation elektrokompetenter Zellen

Die zu transformierende DNA wurde zunächst mit Hilfe einer Nitrocellulose-Membran für etwa 15 Minuten dialysiert. Dabei wurden die in den Reaktionspuffern enthaltenen Salze, die bei der Transformation einen elektrischen Kurzschluss verursachen können, herausgefiltert.

Zur gleichen Zeit wurden die elektrokompetenten Zellen langsam auf Eis aufgetaut und anschließend 50 µl der Zellsuspension mit einer DNA-Menge von einem bis 10 µl vermischt. Bei Retransformationen wurde in der Regel 1 µl, bei Ligationsansätzen normalerweise der komplette Ansatz von 10 µl eingesetzt. Danach wurde das Gemisch in die vorgekühlte Elektroporationsküvette gegeben und die an der Außenseite abgetrocknete Küvette zwischen die beiden Elektroden des *Escherichia coli*-Elektroporationsgerätes („*E. coli* Pulser™", Biorad, Hercules, Kalifornien, USA) gesetzt. Nach der Applikation eines Stromstoßes mit den Parametern 2,5 kV, 25 µF und 200 Ω wurden die Zellen sofort in 500 µl SOC-Medium aufgenommen und in ein „Round-Bottom"-Reaktionsgefäß (BD Biosciences, San Jose, Kalifornien, USA) überführt. Es folgte eine Inkubation von 30 Minuten bei 37°C unter kontinuierlicher Schaukelbewegung. Abschließend wurden die Zelle wie in Kapitel 3.3.1 beschrieben abzentrifugiert, zur Selektion auf LB-Agar-Platten mit Antibiotika ausplattiert und inkubiert.

3.4 Isolierung und Aufreinigung von Plasmid-DNA

3.4.1 Plasmid-Präparation aus Bakterien im kleinen Maßstab („Miniprep")

Die Plasmid-Präparation aus Bakterien dient der Isolierung der in den Zellen enthaltenen DNA und wurde in zwei unterschiedlichen Maßstäben durchgeführt. Für die Gewinnung kleinerer DNA-Mengen wurde das Fertigsystem FastPlasmid Mini (Eppendorf, Hamburg, Deutschland) eingesetzt. Dabei wird die DNA in einer Größenordnung von vier bis etwa 20 µg mittels alkalischer Lyse der Bakterienzellen gewonnen. Der große Vorteil dieses Fertigsystems besteht darin, dass die Zelllyse und die Vorbereitung für die anschließende Bindung der DNA an eine Kieselgelmembran innerhalb eines Schrittes ablaufen und es sich damit um ein sehr zeitsparendes Verfahren handelt. Zur Vorbereitung wurde zunächst eine Bakterienkolonie in 3 ml einer LB-Flüssigkultur unter Zusatz des Selektionsantibiotikums angeimpft und für 16 Stunden bei 37° unter kontinuierlicher Schaukelbewegung inkubiert.
Anschließend wurden 1,5 ml der Bakterienkultur in ein 2 ml-Reaktionsgefäß überführt und die DNA-Präparation nach Protokoll des Herstellers durchgeführt.

3.4.2 Plasmid-Präparation aus Bakterien im großen Maßstab („Maxiprep")

Die Isolierung von DNA-Mengen im Bereich von 500 µg bis einem Milligramm wurde mit Hilfe des JETstar 2.0 Plasmid-Kits (Genomed, Löhne, Deutschland) durchgeführt. Auch dieses Fertigsystem beruht auf dem Prinzip der alkalischen Lyse der Bakterienzellen. Für seine Durchführung wird jedoch etwas mehr Zeit benötigt. In einem ersten Schritt wurden auch hier 3 ml einer LB-Flüssigkultur mit einer Bakterienkultur beimpft und unter Zusatz des Selektionsantibiotikums für etwa 6 Stunden bei 37°C inkubiert. In diesem Fall handelte es sich hierbei um eine sogenannte Vorkultur. Nach 6 Stunden wurde diese Vorkultur in 250 ml flüssiges LB-Nährmedium, das ebenfalls mit dem Selektionsantibiotikum versetzt war, überführt. Es folgte eine Inkubation dieser Hauptkultur für 16 Stunden bei den bereits genannten Bedingungen (37°C, kontinuierliche Schaukelbewegung). Anschließend wurde die Bakterienkultur in einem Zentrifugationsgefäß aus Kunststoff für 30 Minuten bei einer Umdrehungsgeschwindigkeit von 4300 rpm und einer Temperatur von 4°C zentrifugiert. Die nachfolgende Plasmid-Präparation erfolgte entsprechend dem Protokoll des Herstellers.

3.5 DNA-Sequenzierung

Im Anschluss an die durchgeführten Klonierungen wurden sämtliche Plasmide einer Qualitätskontrolle unterzogen. Diese wurde in Form einer DNA-Sequenzierung durchgeführt. Mit dieser Methode lässt sich einerseits bestätigen, ob sich die zu klonierende DNA-Sequenz auch tatsächlich im Expressions-Vektor befindet. Andererseits können auch eventuelle Mutationen, die im Zuge der PCR-Amplifikationen aufgetreten sein könnten, aufgedeckt werden. Das hier eingesetzte Verfahren der DNA-Sequenzierung stellt eine modifizierte Variante der von Sanger im Jahre 1977 publizierten sogenannten Kettenabbruch-Methode [114] dar. Die zu sequenzierende Basenabfolge wird durch die in Kapitel 3.2.1 beschriebene PCR-Reaktion mittels eines an die Sequenz angrenzenden Primers linear amplifiziert. Dabei wird neben den vier unterschiedlichen Desoxyribonukleosidtriphosphaten auch eine gewisse Menge an Didesoxyribonukleosidtriphosphaten-Bausteinen (ddNTP) aller vier Basen in die Reaktion eingesetzt. Sie haben die Eigenschaft, dass sie keine 3'-Hydroxyl-Gruppe besitzen und somit an ihrem 3'-Ende kein weiterer Basenbaustein angehängt werden kann. Dadurch kommt es zum Abbruch des synthetisierten Stranges. Außerdem sind die ddNTPs mit einem Fluoreszenzfarbstoff markiert, wobei die vier unterschiedlichen Basen mit vier unterschiedlichen Farbstoffen markiert sind. Im Laufe der PCR-Reaktion werden diese ddNTPs nach dem Zufallsprinzip in die synthetisierten Stränge eingebaut und verursachen einen Strangabbruch. Somit liegen nach der Reaktion Fragmente in den unterschiedlichsten Größen vor, abhängig davon, wann ein ddNTP eingebaut wurde. Nun werden die vielen unterschiedlichen Fragmente der Größe nach aufgetrennt und der Fluoreszenzfarbstoff am Ende eines jeden Fragments zum Leuchten gebracht. Mit Hilfe eines Detektors werden die Farbstoffe identifiziert und die Abfolge der Farbsignale gibt die Sequenz der Basenabfolge wider.

Für die in dieser Arbeit durchgeführten DNA-Sequenzierungen wurde das Big Dye Terminator v3.1 CycleSequencing Kit (Applied Biosystem, Foster City, Kalifornien, USA) verwendet. Als Primer kamen neben den Standardsequenzierprimern der unterschiedlichen Vektoren auch die für die Klonierung verwendeten Primer zum Einsatz, um eine vollständige Sequenzierung der gesamten Basenabfolge zu erreichen. Der Reaktionsansatz umfasste ein Gesamtvolumen von 10 µl. Es wurden 1 µl DNA-

Vorlage, 1,5 µl des Primers (Konzentration: 1 µM), 2 µl des zugehörigen Sequenzierpuffers (5x) 0,5 µl des Big Dye v3.1 Reaktions-Mixes und 5 µl ddH$_2$O eingesetzt. Anschließend wurden die Ansätze in einem Thermocycler bei folgenden PCR-Bedingungen inkubiert:

4 Minuten	96°C	Vordenaturierung	
20 Sekunden	96°C	Denaturierung	
10 Sekunden	50°C	Annealing	35 Zyklen
2 Minuten	60°C	Elongation	

Die anschließende Aufreinigung der Sequenzierfragmente wurde mit Hilfe von Sephadex G-50 Chromatographie-Säulen (Amersham Biosciences, Piscataway, New Jersey, USA) durchgeführt. Die Anwendung erfolgte gemäß den Empfehlungen des Herstellers. Nach der Aufreinigung wurden die Sequenzierproben in eine 96-Well-PCR-Platte (Abgene, Epsom, Großbritannien) überführt. Für die Messungen wurde das Gerät 3730 DNA Analyzer^{TM} (Applied Biosystems, Foster City, CA, USA) eingesetzt. Die abschließende Analyse der Sequenzierung wurde mit Hilfe des Programmes Chromas Lite Version 2.0 (Technelysium Pty Ltd) durchgeführt.

3.6 RNA-Präparation

Die RNA-Gewinnung aus 32D-Zellen wurde mit Hilfe einer modifizierten Guanidiumthiocyanat-Phenol-Chloroform-Einschritt-Extraktion durchgeführt, wobei die Substanzen Trizol (Invitrogen, Karlsruhe, Deutschland) und Phenol-Chloroform eingesetzt wurden. Die Extraktion erfolgte gemäß den Empfehlungen des Herstellers. Die Reinheit und den Lösungsgrad der extrahierten RNA wurde anschließend photometrisch bestimmt. Dazu wurden 2 µl extrahierte RNA und 118 µl ddH$_2$O vermischt und die Absorption der Probe bei einer Wellenlänge von 260 nm sowie bei 280 nm mit Hilfe des Biophotometers^{TM} (Eppendorf, Hamburg, Deutschland) bestimmt. Ein Quotient dieser beiden Absorptionswerte von weniger als 1,6 war gleichbedeutend mit einer guten Reinheit und einem zufriedenstellenden Lösungsgrad der RNA. Gleichzeitig konnte auch die RNA-Konzentration photometrisch bestimmt werden.

3.7 Synthese von Einzelstrang-DNA (cDNA) aus RNA

Die Synthese von Einzelstrang-DNA (cDNA) aus RNA wird durch ein Enzym katalysiert, das als Reverse Transkriptase (RT) bezeichnet wird. Es handelt sich dabei um eine RNA-abhängige DNA-Polymerase [35]. Im hier vorliegenden Fall wurde für die RT-PCR der mRNA das Enzym Moloney Murine Leukemia Virus Reverse Transcriptase (M-MLV-RT) der Firma Promega (Madison, Wisconsin, USA) eingesetzt. Bei der Durchführung wurde das Protokoll des Herstellers dahingehend modifiziert, dass zunächst 1 µg mRNA, 1 µl eines „Random Primer-Mixes", 1 µl eines RNase-Inhibitors und 14,75 µl ddH$_2$O in einem 1,5 ml-Reaktionsgefäß gemischt und 5 Minuten im Wasserbad bei einer Temperatur von 70°C inkubiert wurden. Sofort danach erfolgte eine 5-minütige Lagerung auf Eis und anschließend eine weitere Inkubation von 10 Minuten bei Raumtemperatur. Im nächsten Schritt wurde diesem Reaktionsansatz 5 µl Reaktionspuffer (5x), 1,25 µl dNTPs (Konzentration: 10 mM) und 1 µl des Enzyms M-MLV-RT (entspricht 200 U) zugesetzt. Das Gesamtvolumen betrug somit 25 µl. Dieses wurde nun für eine Stunde bei 42°C inkubiert, danach erfolgte eine 15-minütige Inkubation bei 70°C. Abschließend wurde die entstandene cDNA mit 50 µl ddH$_2$O verdünnt und bei -20°C bis zum Gebrauch eingefroren.

3.8 Methoden zur Analyse von Proteinen

3.8.1 Herstellung von Proteinlysaten für Westernblot-Analysen

Für die Herstellung von Proteinlysaten wurden zunächst 1×10^7 der sich in Kulturmedium befindlichen Zellen abgezählt und diese für 5 Minuten bei 400 g abzentrifugiert. Der Überstand wurde vorsichtig verworfen und die Zellen anschließend einmal in 2 ml sterilem PBS gewaschen. Nach einem weiteren Zentrifugationsschritt von 5 Minuten bei 400 g wurde der Überstand vorsichtig abgenommen und verworfen. Das Zellpellet wurde nun in 300 µl RIPA (radioimmunoprecipitation assay) -Puffer, der mit einem Protease-Inhibitor versetzt war, resuspendiert und für 30 Minuten auf Eis lagernd inkubiert, wobei die Probe gelegentlich geschüttelt (gevortext) wurde. Danach folgte eine weitere Zentrifugation von 10 Minuten bei einer Geschwindigkeit von

13.000 rpm und einer Temperatur von 4°C. An dieser Stelle konnte der Überstand mit dem darin enthaltenen Proteinlysat abgenommen und bei -80°C eingefroren werden.
Für die Konzentrationsbestimmung der in den Lysaten enthaltenen Proteinmengen wurde das BCA™ Protein Assay Kit (Pierce, Rockford, Illinois, USA) eingesetzt. Die Durchführung erfolgte dabei gemäß den Empfehlungen des Herstellers. Die photometrische Messung am Ende wurde mit Hilfe des Biophotometers™ (Eppendorf, Hamburg, Deutschland) durchgeführt.

3.8.2 Auftrennung der Proteine mittels SDS-Polyacrylamid-Gelelektrophorese (SDS-PAGE)

In der SDS-Polyacrylamid-Gelelektrophorese werden Proteine unter denaturierenden Bedingungen nach ihrem Molekulargewicht aufgetrennt [122].
Für die diese elektrophoretische Auftrennung wurden zunächst 30 µg Protein in einem sterilen 1,5 ml-Reaktionsgefäß durch Zugabe von RIPA-Puffer auf ein Gesamtvolumen von 20 µl gebracht und mit 5 µl eines Laemmli-Puffers versetzt. Anschließend wurden die Proteinproben und zusätzlich 20 µl eines Proteinmolekulargewichtmarkers in einem separaten Reaktionsgefäß für 5 Minuten bei 99°C in einem Thermoblock aufgekocht. Danach wurde ein 4-15%iges Tris-HCl-haltiges Polyacrylamidgel (Biorad, Hercules, Kalifornien, USA) mit den Proteinproben sowie dem Proteinmarker als Größenstandard beladen. Die Auftrennung der Proteine in dem Gel erfolgte durch Anlegen einer elektrischen Spannung von zunächst 80 mV, nach ca. 20 Minuten wurde die Spannungsstärke auf 120 mV erhöht. Die Gesamtdauer der Auftrennung belief sich auf etwa 3 Stunden.

3.8.3 Westernblot-Analysen

Mit Hilfe der Westernblot-Analyse wurden die in der Gelelektrophorese aufgetrennten Proteine auf eine Kunststoffmembran aus Polyvinylidenflourid (PVDF) transferiert und konnten anschließend immunologisch mit spezifischen Antikörpern sowie mit sekundären Antikörpern, an die das Enzym Peroxidase gekoppelt waren, detektiert werden.
Der Transfer wurde unter Anwendung der Blotapparatur der Firma Biorad (Hercules, Kalifornien, USA) durchgeführt. Dazu wurde die PVDF-Membran der Marke Hybond P

(Amersham Biosciences, Piscataway, New Jersey, USA) zunächst mit Methanol angefeuchtet und anschließend luftblasenfrei auf das Proteingel gelegt. Anschließend wurden Gel und Membran zusammen mit zwei Kunststoffschwämmen und zwei Stücken Filterpapier nach Protokoll des Herstellers in eine Blotting-Kassette eingespannt und diese in die mit einem Transfer-Puffer gefüllte Apparatur gestellt. Dabei musste auf die Ausrichtung der PVDF-Membran in Richtung der Anode geachtet werden. Der Transfer erfolgte durch Anlage einer Spannung von 22 mV bei einer Umgebungstemperatur von 4°C über einen Zeitraum von 16 Stunden. Danach wurde die Membran für eine Stunde in einer Milch-PBS-T-Lösung (5 g Magermilchpulver gelöst in 100 ml PBS-Tween) blockiert. Im Anschluss erfolgte die Zugabe des Erstantikörpers. Im vorliegenden Fall wurde ein c-myc-Antikörper (Anti-c-myc-AK 9E10) der Firma Calbiochem (Darmstadt, Deutschland) bzw. ein Zyklin A1-Antikörper der Firma Santa Cruz Biotechnology (Santa Cruz, Kalifornien, USA) eingesetzt, um die in den 32D-Zellen gesteigerte Expression der zu untersuchenden Gene auf Proteinebene nachzuweisen. Dazu wurde die Membran für 1,5 Stunden in 2 ml PBS-T-Milch, die den c-myc- bzw. Zyklin A1-Antikörper (Konzentration: 1:33) enthielt, inkubiert. Anschließend wurde der ungebundene Anteil des Erstantikörpers durch insgesamt 30-minütiges Waschen mit PBS-Tween von der Membran entfernt. Es erfolgte die Inkubation mit dem Zweitantikörper. Dabei handelte es sich um einen an das Enzym Peroxidase gekoppelten Anti-Maus-Antikörper. Dieser wurde in einem Verhältnis von 1:3.000 in PBS-T-Milch verdünnt und die Membran für eine weitere Stunde in dieser Antikörperlösung inkubiert. Es erfolgte ein weiteres gründliches Waschen der Membran, wobei diesmal im letzten Schritt PBS ohne den Zusatz von Tween verwendet wurde. Die nun mit einem Erst- sowie einem Zweitantikörper markierten Proteine wurden mit Hilfe der ECL-Methode (Enhanced-Chemiluminescence-Methode) sichtbar gemacht. Dabei katalysiert die an den Zweitantikörper gekoppelte Peroxidase eine Reaktion, die von Chemilumineszenz begleitet wird. Für diese Reaktion wurde das ECL Plus™ Western Blotting Detection System (Amersham Biosciences, Piscataway, New Jersey, USA) verwendet. Die Durchführung erfolgte entsprechend den Vorgaben des Herstellers. Die bei der ECL-Reaktion entstehende Chemilumineszenz wurde durch Auflegen eines Photofilms detektiert und der Film anschließend maschinell entwickelt.

3.9 Zellkultur

Die in dieser Arbeit verwendeten 32D-Zellen stellen myeloische Vorläuferzellen der Maus dar. Ihr Wachstum ist IL-3-abhängig [39] und in Gegenwart des koloniestimulierenden Faktors 1 (CSF-1) bilden sie den Phänotyp von Makrophagen aus [105]. Es handelt sich bei den Zellen um Suspensionszellen, die in der Regel einzeln, gelegentlich auch in kleineren Haufen frei im Medium zu finden sind. Wird die Zellkulturflasche länger nicht bewegt, können sie sich locker adhärent am Boden festsetzen. Die Zellen wurden in RPMI 1640 Medium mit 10 % fetalem Kälberserum (FCS), 10 % WEHI-Kulturüberstand, 1 % L-Glutamin, 1 % Penicillin/ Streptomycin und 1 % Natrium-Pyruvat kultiviert. Im Inkubator herrschte eine konstante Temperatur von 37°C bei einem CO_2-Gehalt von 5 %. Alle 2-3 Tage wurden die Zellen im Verhältnis 1:20 gesplittet, sodass sie maximal zu 70 % konfluent waren.

Für die Herstellung der rekombinanten Retroviren wurde die retrovirale Verpackungs-Zelllinie Platinum-E (Plat-E) verwendet. Sie zeichnet sich gegenüber anderen retroviralen Verpackungszelllinien vor allem durch eine besonders hohe Stabilität und Effizienz aus [85]. Plat-E-Zellen sind adhärente Zellen. Daher wurden sie vor dem Splitten bzw. Aussiedeln zunächst mit sterilem PBS gewaschen und anschließend durch kurzzeitige Inkubation mit Trypsin vom Boden gelöst. Diese Zelllinie wurde in DMEM-Medium mit 10 % FCS, 1 % L-Glutamin und 1 % Penicillin/Streptomycin ebenfalls bei 37°C und einem CO_2-Gehalt von 5 % kultiviert. Die Zellen wurden alle 3-4 Tage im Verhältnis von 1:10 gesplittet, sodass auch hier eine Konfluenz von höchstens 70 % erreicht wurde.

3.10 Herstellung stabiler Überexpressions-Zelllinien durch retrovirale Transduktion

3.10.1 Transfektion der retroviralen Verpackungszelllinie Platinum-E und Herstellung rekombinanter Retroviren

Für die Herstellung retroviraler Überstände erfolgte in einem ersten Schritt die Transfektion der retroviralen Verpackungszelllinie Platinum-E mit den durch die oben beschriebenen Klonierungen hergestellten Plasmiden. Mit dem Begriff Transfektion wird der Transfer von DNA in eine Zelle mit anschließender Expression der in der DNA enthaltenen genetischen Informationen beschrieben. Dazu wurden die sich in einem exponentiellen Wachstum befindlichen Plat-E-Zellen mit sterilem PBS gewaschen, durch Inkubation mit Trypsin vom Boden der Zellkulturflasche abgelöst und anschließend mit Hilfe einer Neubauer-Zählkammer gezählt. $1,5 \times 10^6$ Zellen wurden in einer 10 cm-Zellkulturschale ausgesät und über Nacht in frischem Medium kultiviert. Am nächsten Tag wurde die Transfektion unter Anwendung der Nanofectin^{TM}-Reagenz (PAA Laboratories, Pasching, Österreich) durchgeführt. Das Nanofectin^{TM}-Reagenz enthält positiv geladene Polymere, die sich durch eine hohe DNA-Bindungskapazität auszeichnen. Diese Polymere wiederum sind in sogenannte Nanopartikel, einem Verbund von wenigen bis einigen tausend Atomen, eingebettet. Der Nanopartikel-Komplex und die daran gebundene DNA wird über Endozytose in die Zellen aufgenommen und die DNA effektiv vor einem intrazellulären Abbau geschützt. Für die Durchführung der Transfektion wurden 8 µg Maxiprep-Plasmid-DNA sowie 25 µl Nanofectin^{TM}-Reagenz in zwei sterilen 1,5 ml-Reaktionsgefäßen mit jeweils 500 µl einer NaCl-Lösung vermischt. Anschließend wurde die Nanofectin^{TM}-NaCl-Lösung der DNA-NaCl-Lösung hinzugefügt und durch mehrmaliges Vortexen ebenfalls gut vermischt. Es folgte eine Inkubation von 20 Minuten bei Raumtemperatur. In der Zwischenzeit wurde das Kulturmedium der ausgesäten Plat-E-Zellen durch 8 ml frischen Mediums ersetzt. Anschließend wurde die Nanofectin-DNA-Mixtur unter ständigem Schwenken der Kulturschale tropfenweise in das Kulturmedium der Zellen gegeben und die Zellen im Brutschrank inkubiert. Nach 24 Stunden wurde das Transfektionsergebnis mit Hilfe des im Expressionsvektor pMYs-IG enthaltenen GFP-Reportergens überprüft. Das GFP-Gen codiert für ein Protein, bestehend aus 238 Aminosäuren, das bei Anregung durch blaues oder ultraviolettes Licht grün fluoresziert [106]. Die transfizierten Plat-E-Zellen wurden unter dem Lichtmikroskop durch blaues Licht angeregt und das prozentuale Verhältnis zwischen fluoreszierenden und nicht-fluoreszierenden Zellen bestimmt.

Nach weiteren 12 Stunden wurde diese Transfektions-Kontrolle wiederholt. Für den Fall, dass lichtmikroskopisch mehr als 50 % der Plat-E-Zellen GFP-positiv waren, wurde mit der Gewinnung der retroviralen Überstände begonnen. Dazu wurde das gesamte in den Kulturschalen befindliche Medium vorsichtig abgenommen, in einem 15 ml-Falcon-Gefäß in flüssigem Stickstoff schockgefroren und dann bei -80°C gelagert. Anschließend wurden 8 ml frischen Mediums auf die Zellen gegeben und diese für weitere 12 Stunden im Brutschrank kultiviert. Nach dieser Zeit wurde der Überstand erneut abgenommen und wie bereits beschrieben eingefroren. Auf diese Weise wurden im Abstand von jeweils 12 Stunden insgesamt 6 Überstände gewonnen.

3.10.2 Retrovirale Transduktion von 32D-Zellen

Bei der retroviralen Transduktion können genetische Informationen durch den Einsatz von Retroviren in eine Zielzelle transferiert und dort in das Genom der Wirtszelle integriert werden [16]. Die Retroviren, die die zu transferierende Gensequenz tragen, werden mit Hilfe einer sogenannten Verpackungszelllinie hergestellt (siehe Kapitel 3.10.1). Für die Durchführung der retroviralen Transduktion wurden die zu transduzierenden 32D-Zellen am Tag vor der Transduktion im Verhältnis 1:10 gesplittet und über Nacht in frischem Medium kultiviert, sodass sie sich am kommenden Tag in einer Phase exponentiellen Wachstums befanden. Während die bei -80°C gelagerten retroviralen Überstände am nächsten Tag langsam auf Eis lagernd auftauten, wurden die 32D-Zellen mit Hilfe einer Neubauer-Zählkammer gezählt. Anschließend wurden pro Transduktionsansatz 8×10^5 32D-Zellen in einem Milliliter des retroviralen Überstandes resuspendiert und jeweils sechs dieser Ansätze in die Vertiefungen einer 6-Well-Schale überführt. Es folgte eine einstündige Zentrifugation bei 400 g sowie eine ebenfalls eine Stunde andauernde Kultivierung der Zellen im Inkubator. Als Abschluss dieses ersten Transduktionszyklus wurde jedem Ansatz 1 ml des RPMI-Mediums inklusive der in Kapitel 3.9 erwähnten Zusätze hinzugefügt und die Zellen dann über Nacht im Inkubator gelagert. Am folgenden Tag wurde der beschriebene Zyklus zweimal wiederholt und wiederum einen Tag später erfolgte die Kontrolle des Transduktionserfolges mittels Beurteilung der GFP-Expression unter dem Lichtmikroskop. Für den Fall eines zu niedrigen Anteils an GFP-exprimierenden Zellen wurden noch am selben Tag zwei weitere Transduktionszyklen durchgeführt.

3.10.3 Sortierung transduzierter, GFP-exprimierender 32D-Zellen mittels Durchflusszytometrie (FACS)

Die Sortierung der 32D-Zellen im Anschluss an die Transduktionszyklen diente der Eliminierung der verbliebenen nicht transduzierten Wildtyp-Zellen. Dadurch wurde die Herstellung einer Kultur ermöglicht, die fast ausschließlich die Zellen enthielt, die das zu untersuchende Gen überexprimierten.

Vorbereitend wurden zunächst die Zellen aller sechs Transduktionsansätze zu einer Population vereint, diese anschließend einmal mit sterilem PBS gewaschen und in frischem RPMI 1640-Medium resuspendiert. Der Sortiervorgang wurde mit Hilfe des FACS-Gerätes FACSVantage SE^{TM} (BD Biosciences, San Jose, Kalifornien, USA) durchgeführt. Während der einzelnen Messungen wurde die Vorwärtsstreuung der Zellen auf der y-Achse und die GFP-Floureszenzintensität in Kanal FL-1 auf der x-Achse eines Punktediagramms dargestellt. Als Negativkontrolle wurde zunächst die Fluorenszenzintensität von 32D-Wildtyp-Zellen ohne GFP-Expression bestimmt. Oberhalb des Intensitätsbereiches dieser GFP-negativen Zelllinie wurde ein FACS-Fenster konstruiert, in dem die Zellen mit GFP-Expression und damit einer Überexpression des zu untersuchenden Gens zur Darstellung kamen. Die Festlegung des Fensters berücksichtigte zudem, dass nur Zellen mit einer ausreichend großen Vorwärtsstreuung enthalten waren. Dadurch wurde verhindert, dass GFP-exprimierende, aber bereits apoptotische Zellen in die Sammlung einbezogen wurden. Alle Zellen, die einem Ereignis innerhalb des FACS-Fensters entsprachen, wurden durch das Gerät in einem FACS-Röhrchen mit frischem RPMI 1640-Medium gesammelt, die übrigen Zellen wurden verworfen. Die gesammelten Zellen wurden anschließend nochmals in frischem Medium aufgenommen und im Inkubator kultiviert. In Abhängigkeit von der Anzahl der GFP-positiven Zellen dauerte es zwischen fünf und zehn Tage, bis eine ausreichende große Zellzahl vorhanden war, um die geplanten Experimente durchzuführen.

3.10.4 GFP-Expressions-Kontrolle der stabil transduzierten 32D-Zelllinien mit Hilfe von FACS

Vor Durchführung der funktionellen Untersuchungen der stabil transduzierten 32D-Zelllinien wurden die Zellen einer GFP-Expressionskontrolle unterzogen. Dadurch wurde sichergestellt, dass die für die Experimente verwendeten Zellen auch tatsächlich das zu untersuchende Gen überexprimierten. Für diesen Kontrollvorgang wurde, wie schon beim Sortieren der Zellen, die FACS-Methode angewandt. Dazu wurde den Kulturen eine kleine Menge Zellsuspension entnommen und diese für 5 Minuten bei 300 g zentrifugiert. Der resultierende Mediumüberstand wurde verworfen und die Zellen in 300 µl PBS resuspendiert. Für die Messungen wurde das FACS-Gerät

FACSCalibur™ (BD Biosciences, San Jose, CA, USA) eingesetzt. Mit Hilfe des Programms Cellquest™ (BD Biosciences, San Jose, Kalifornien, USA) wurde zunächst der Bereich festgelegt, in dem eine Überexpression der hierin abgebildeten Zellen als bestätigt angesehen werden konnte. Dieser Festlegung zugrunde gelegt wurde die Fluoreszenzintesität einer nicht GPF-exprimierenden Zelllinie. Abschließend konnte durch das Programm der prozentuale Anteil GFP-positiver Zellen bestimmt werden.

3.11 Funktionelle Analysen der stabilen 32D-Überexpressions-Zelllinien

3.11.1 Bestimmung des klonalen Wachstums in Methylcellulose („Colony-forming Assay")

Der Einsatz sogenannter „Colony-forming Assays" ermöglicht es, Aussagen über Proliferations- und Differenzierungseigenschaften unterschiedlicher Zelllinien zu treffen. Bereits 1977 beschrieb Metcalf die Kultivierung einer festgelegten Anzahl von Zellen in zähflüssigem Medium sowie die anschließende Zählung der gewachsenen Kolonien [83]. Für die Durchführung der Versuche wurde die zähflüssige Methylzellulose zunächst mit den für die Proliferation der Zellen wichtigen Nährstoffen angereichert. Dazu wurden der Reihe nach fetales Kälberserum mit einprozentigem Glutamin, Interleukin-3, IMDM-Medium und die Methylcellulose in ein 50 ml-Falcon-Gefäß pipettiert, durch Vortexen gut gemischt und bei 37°C vorgewärmt. Für jede zu untersuchende Zelllinie wurden drei 3,5 cm-Petrischalen (Sarstedt, Nümbrecht-Rommelsdorf, Deutschland) angesetzt, die jeweils 2.000 Zellen enthielten. Die Zellen, die bereits am Vortag im Verhältnis 1:10 gesplittet und über Nacht mit frischem Medium kultiviert worden waren, wurden nun zunächst mittels einer Neubauer-Zählkammer gezählt. Im nächsten Schritt wurde die entsprechende Menge Zellsuspension unter sterilen Bedingungen in die vorbereitete Methylcellulose gegeben und durch eine schaukelnde Bewegung des 50 ml-Gefäßes gut in diesem verteilt. Abschließend erfolgte die Befüllung der Petri-Schalen mit dem Zell-Methylzellulose-Gemisch, sodass der Boden vollständig bedeckt war. Die Inkubation der Ansätze erfolgte im Inkubator bei 37°C und einem Kohlendioxid-Gehalt von 5 % für insgesamt 10 Tage. Nach dieser Zeit wurden die gewachsenen Kolonien gezählt. Definitionsgemäß wurden alle Zellansammlungen mit mehr als 50 Zellen als Kolonie in die Wertung genommen. Diejenigen mit weniger als 50 Zellen wurden in der Auswertung nicht berücksichtigt.

3.11.2 Bestimmung der Proliferationsgeschwindigkeit durch Inkorporation mit 3H-Thymidin

Der 3H-Thymidin-Inkorporations-Assay stellt eine weitere Methode zur Untersuchung zellulären Proliferationsverhaltens dar. Bei diesem Verfahren wird den sich teilenden Zellen das mit radioaktivem Tritium (3H) markierte Nukleosid Thymidin zugefügt. Im Zuge der Zellteilungen mit der daraus resultierenden DNA-Synthese wird dieser modifizierte Baustein in die Zellen eingebaut. Nach einer gewissen Inkubationszeit ist es möglich, die Radioaktivität mit Hilfe eines Detektors quantitativ zu messen und eine Aussage über die Proliferationsaktivität der untersuchten Zellen zu treffen.

Am Abend vor Durchführung des Experimentes wurden die zu untersuchenden Zellen zweimal hintereinander in sterilem PBS gewaschen. Anschließend wurden sie 14 Stunden lang in WEHI-freiem RPMI 1640-Medium mit einem fetalen Kälberserum-Anteil von 0,5 % im Inkubator kultiviert. Diese Zusammensetzung des Mediums bewirkte, dass die Zellen hungerten und sie damit ihre proliferative Aktivität herunterregulierten. Dadurch arretierte die überwiegende Mehrheit der Zellen in der G1-Phase. Im nächsten Schritt wurden die Zellen erneut zweimal in sterilem PBS gewaschen und durch Zugabe von RPMI 1640-Medium mit jeweils 10 % WEHI und 10 % FCS für 5 Stunden einem Proliferationsstimulus ausgesetzt. Unmittelbar vor Zugabe des radioaktiv markierten Thymidins wurden für jede der zu untersuchenden Zelllinie sechs Ansätze vorbereitet. Dazu wurden pro Ansatz 4×10^4 Zellen in frischem RPMI 1640-Medium mit 10 % WEHI und 10 % FCS aufgenommen und in die Vertiefung einer 96-Well-Platte gegeben. Anschließend erfolgte in einem für die Arbeit mit radioaktiven Stoffen speziell ausgerüsteten Labor die Zugabe des mit Tritium markierten Thymidins. Die hinzu gegebene Menge wurde so gewählt, dass die Aktivität des Gemisches 37 kBq betrug. Nun folgte eine weitere Inkubation von 14 Stunden unter den Standard-Inkubationsbedingungen. Bis zu diesem Zeitpunkt erfolgte die Durchführung des Experimentes unter sterilen Bedingungen. Im letzten Schritt wurden die Zellen mit Hilfe einer sogenannten Zell-Ernte-Maschine (Inotech AG, Dottikon, Schweiz), ihrer Position auf der 96-Well-Platte entsprechend, auf einem Filterpapier fixiert und damit das noch radioaktives Thymidin enthaltene Medium entfernt. In Vorbereitung auf die nun folgende Detektion der Radioaktivität wurde das Filterpapier zusammen mit einer Szintillationslösung in eine durchsichtige Plastikfolie eingeschweißt. Mit Hilfe des Detektors Wallac MicroBeta Trilux™ (GMI, Ramsey, Minnesota, USA) erfolgte die Messung der von den Zellen abgegebenen Radioaktivität. Die Messergebnisse wurden in Form einer Excel-Tabelle ausgegeben. Anhand dieser erfolgte die Auswertung des Versuchs.

3.11.3 Zellzyklusanalyse mit Hilfe der Propidiumiodid-Färbung

Propidiumiodid ist ein interkalierender, rot fluoreszierender Farbstoff, mit dem man Nukleinsäuren anfärben kann. Diese Eigenschaft macht man sich bei der Zellzyklusanalyse zunutze. Dabei werden die zu untersuchenden Zellen zu einem beliebigen Zeitpunkt innerhalb eines Versuches fixiert und die Zellmembran somit für den Farbstoff Propidiumiodid durchlässig gemacht. Dieser färbt die in den Zellen enthaltene DNA und durch Einsatz der bereits beschriebenen Durchflusszytometrie kann die enthaltene Menge an Nukleinsäuren quantitativ bestimmt werden. Diese Daten können in Form eines Histogramms graphisch dargestellt werden und ermöglichen es, die Proliferationseigenschaften einer Zelllinie zu beurteilen.

Um die zu untersuchenden Zelllinien hinsichtlich ihrer Proliferationsaktivität in die gleiche Ausgangssituation zu versetzen, wurden die Zellen vor Beginn des Versuches durch 12-stündige Kultivierung in WEHI-freiem RPMI 1640-Medium mit einem FCS-Gehalt von 0,5 % in einen Hungerzustand versetzt. Nach diesem Zeitraum wurde ein kleiner, aber genau definierter Anteil der Zellsuspension abgenommen, die darin enthaltenen Zellen zunächst gewaschen und schließlich durch Zugabe von -20°C kaltem Ethanol fixiert. Die fixierten Zellen wurden bis zur Färbung mit Propidiumiodid bei 4°C gelagert. Die übrigen Zellen wurden in RPMI 1640-Medium mit 10 % WEHI und 10 % FCS aufgenommen und ihnen somit ein proliferativer Stimulus versetzt. Nach 4, 8, 12, 24 und 36 Stunden wurden jeweils erneut kleine, definierte Mengen Zellsuspension entnommen, die darin enthaltenen Zellen mit sterilem PBS gewaschen und anschließend mittels eiskaltem Ethanol fixiert. Im nächsten Schritt erfolgte die Färbung aller fixierten Zellen. Dazu wurden diese zunächst bei 1000 g für 5 Minuten zentrifugiert und der Ethanol-Überstand vorsichtig verworfen. Anschließend wurden die Zellen in 50 µl

RNase A (Sigma, St. Louis, Missouri, USA) resuspendiert und 10 Minuten bei Raumtemperatur inkubiert. Die Färbung erfolgte durch Zugabe von 450 µl eines Propidiumiodid-PBS-Gemisches mit einer Konzentration von 50 µg Propidiumiodid (Sigma, St. Louis, Missouri, USA) pro Milliliter PBS und einer anschließenden lichtgeschützten Inkubation der Zellen über einen Zeitraum von 45 Minuten. Dabei kam es innerhalb der DNA-Doppelhelixstruktur zu einer Anlagerung des Propidiumiodids. Abschließend konnte die durchflusszytometrische Bestimmung des DNA-Gehaltes auf Grundlage der durch das Propidiumiodid abgegebenen Fluoreszenz durchgeführt werden. Dazu wurden die gefärbten Zellen mit Hilfe des FACS-Gerätes FACSCalibur^{TM}, gesteuert durch das Programm CellQuest^{TM}, analysiert, wobei zunächst Vorwärtsstreuung (Forward Scatter) und Seitwärtsstreuung (Sideward Scatter) der Zellen bestimmt wurden. Dabei konnten unter Verwendung eines entsprechenden Messfensters vorhandene Zellaggregate vor der Fluoreszenzanalyse herausgefiltert werden. Die Intensität der Fluoreszenz wurde in Kanal FL-2 gemessen und mit Hilfe des Programms WinMDI^{TM} (Joseph Trotter, The Scripps Research Institute, FACS Core Facility, La Jolla, Kalifornien, USA) in einem Histogramm dargestellt. Anschließend wurden die Bereiche unterschiedlicher Fluoreszenzstärke durch Einsatz des Analyseprogrammes Cylchred^{TM} (Cardiff University, Cardiff, Großbritannien) jeweils einer Phase des Zellzyklus zugeordnet. Die Zellen im Bereich der niedrigsten Intensität wurden in der Statistik als apoptotisch registriert. Abschließend wurden die prozentualen Anteile der einzelnen Zellzyklusphasen in Form von Liniendiagrammen graphisch dargestellt.

3.12 Statistische Auswertung der Daten

Die mit Hilfe der quantitativen real-time RT-PCR erhobenen Daten zur Expression von Zyklin A1 und seiner Interaktionspartner wurden mit Hilfe des Statistikprogramms SPSS 12.0 bzw. SPSS 13.0 ausgewertet. Dabei wurde zum analytischen Vergleich von zwei Merkmalsgruppen der Mann-Whitney-U-Test und für den Vergleich von mehr als zwei Merkmalsgruppen der Kruskal-Wallis-Test angewandt.

Für die Analyse der Daten aus den funktionellen Untersuchungen der 32D-Überexpressions-Zelllinien kam der Student-T-Test zur Anwendung.

Bei sämtlichen Analysen galt ein P-Wert kleiner als 0,05 als statistisch signifikant.

4 Ergebnisse

4.1 Ergebnisse der quantitativen real-time RT-PCR-Messungen

Im ersten Teil der vorliegenden Arbeit wurde mittels quantitativer real-time RT-PCR die Genexpression von Zyklin A1 sowie zehn Interaktionspartner des Zyklin A1-CDK2-Komplexes bzw. von Zyklin A1 allein in Knochenmarkproben von 97 AML-Patienten, 7 Knochenmarkproben gesunder Probanden und 5 Proben aus humanem Hodengewebe gemessen.

Mit den so gewonnen Daten konnten die Genexpressionseigenschaften der untersuchten Proteine in AML-Knochenmark bzw. im Hodengewebe mit denen im gesunden Knochenmark verglichen werden. Des weiteren wurden die Expressionsmuster in den gemäß der FAB-Klassifikation festgelegten Unterformen der AML analysiert sowie mit verschiedenen klinischen, molekularbiologischen und zytogenetischen Parametern in Beziehung gesetzt. Zu diesen Parametern gehörte der AML-Subtyp sowie die bei Diagnosestellung bestimmte Leukozytenzahl im Blut, die Konzentration der Laktatdehydrogenase (LDH) im Serum und der prozentuale Anteil leukämischer Blasten im Knochenmark. Darüber hinaus wurden molekularbiologische Parameter wie der FLT3-Status sowie verschiedene zytogenetische Veränderungen wie die t(15;17)-Translokation, die t(8;21)-Translokationen und komplexe Karyotypen untersucht.

Dieser erste Teil der Arbeit diente als Screening-Methode, mit deren Hilfe besonders interessante Gene identifiziert werden sollten. Diese waren im zweiten Teil der Arbeit Gegenstand funktioneller Untersuchungen.

4.1.1 Zyklin A1 und ein Großteil seiner Interaktionspartner sind im Vergleich zur GAPDH im Hoden stärker exprimiert als im gesunden Knochenmark

Zyklin A1 spielt unter anderem in der meiotischen Zellteilung von Spermatozyten eine wichtige Rolle [96]. Daher wurden in der Vergangenheit viele dieses Protein betreffende Untersuchungen an Hodengewebe vorgenommen. Auch die Identifikation der Interaktionspartner des Zyklin A1-CDK2-Komplexes durch Diederichs et al. erfolgte unter Zuhilfenahme einer Genbibliothek des menschlichen Hodens [22]. In Anbetracht dieser Tatsache wurden in unsere Genexpressionsanalyse neben den Knochenmarkproben von AML-Patienten und gesunden Probanden auch fünf Proben einbezogen, die aus humanem Hodengeweben gewonnen worden waren. Um eine Vergleichsmöglichkeit zu haben, wurden die Expressionswerte aus den Hodenproben mit den entsprechenden Werten der gesunden Knochenmarkproben verglichen.

Die Analyse der Genexpression ergab für folgende Gensequenzen in den Hodenproben gegenüber den gesunden Knochenmarkproben eine statistisch signifikant größere Expression: GPS2 (p = 0,01), INCA1 (p = 0,001), KARCA1(p = 0,025), Ku70 (p < 0,001), PROCA1 (p = 0,002), ARID2 (p = 0,005), RBM4 (p < 0,001) sowie Ubc9 (p = 0,007). Auch die Zyklin A1-Expression in den Hodenproben war gegenüber den Kontrollproben deutlich gesteigert, jedoch ohne dabei statistisch signifikant zu sein. Der größte Unterschied konnte für INCA1 gefunden werden. Hier wurde in den Hodenproben, im Vergleich zu den normalen Knochenmarkproben, eine 77-mal größere Expression gefunden. Die übrigen Sequenzen zeigten im Hoden eine vier- bis 16-fach höhere Expression (siehe Abbildung 4.1).

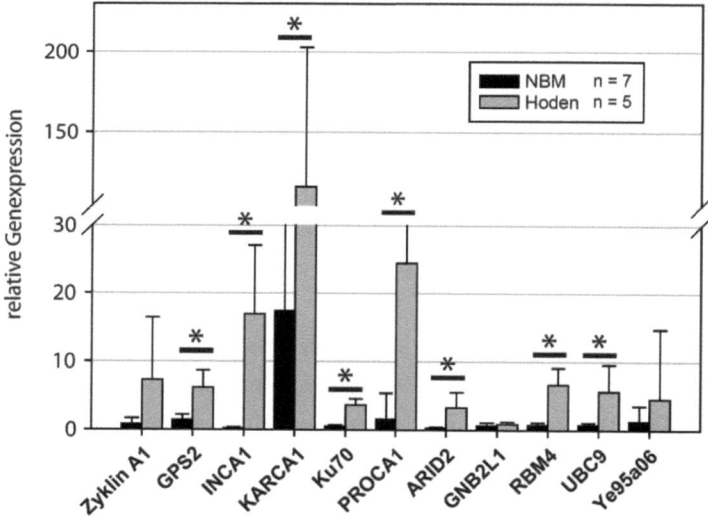

Abbildung 4.1: Relative Genexpression von Zyklin A1 und der Interaktionspartner des Zyklin A1/CDK2-Komplexes in Hodengewebe und gesundem Knochenmark (NBM). Die Genexpressionsanalyse wurde mit Hilfe der quantitativen real-time RT-PCR durchgeführt. Zyklin A1 und nahezu alle Interaktionspartner zeigten im Hoden deutlich höhere Expressionswerte. Statistisch signifikante Unterschiede sind mit einem * markiert

4.1.2 Im Mittel wird KARCA1 in gesundem Knochenmark stärker exprimiert als in AML-Knochenmark

Der Schwerpunkt dieser Arbeit sollte aber auf der Untersuchung einer möglichen Bedeutung von Zyklin A1 und der Interaktionspartner des Zyklin A1-CDK2-Komplexes für die Entstehung einer AML liegen. In der Vergangenheit wurden hohe Zyklin A1-Expressionswerte neben dem Hodengewebe auch für AML-Blasten und verschiedene leukämisch veränderte Zelllinien beschrieben [89; 141]. Daher wurde eine Expressionsanalyse der Zyklin A1-CDK2-Interaktionspartner in Knochenmarkproben von AML-Patienten durchgeführt. Auch dabei wurden die Expressionswerte der gesunden Knochenmarkproben als Vergleichsparameter herangezogen, da sich die bei einer AML leukämisch transformierten Blasten von den normalen hämatopoetischen Stammzellen des Knochenmarks ableiten.

Die vergleichende Analyse der Mittelwerte ergab nur für die Genexpression von KARCA1 einen sichtbaren, jedoch nicht statistisch signifikanten Unterschied zwischen den AML-Proben und den gesunden Knochenmarkproben. Dabei war die KARCA1-Expression in den normalen Knochenmarkproben mit einem relativen Expressionswert von 17,35 etwa 11-mal so hoch wie in den Knochenmarkproben der AML-Patienten (relativer Expressionswert: 1,56) (siehe Abbildung 4.2).

Die Messungen der übrigen Gene zeigten in beiden Probenarten eine sehr ähnliche Expressionsverteilung.

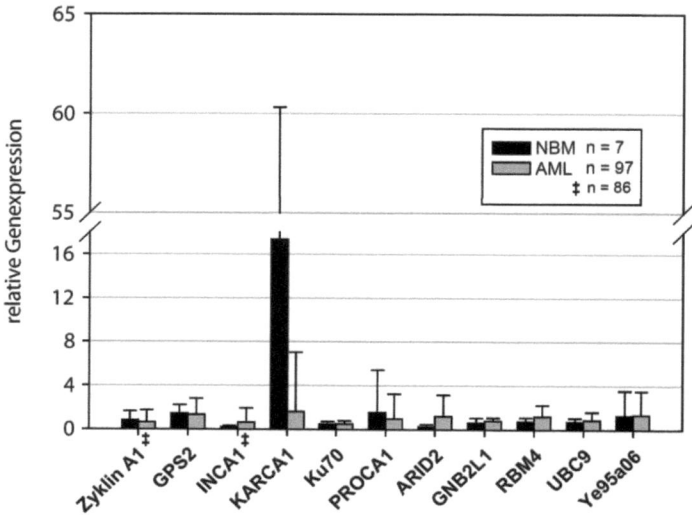

Abbildung 4.2: Relative Genexpression von Zyklin A1 und der Interaktionspartner des Zyklin A1/CDK2-Komplexes in AML-Knochenmark und gesundem Knochenmark (NBM). Hier zeigte sich eine deutlich gesteigerte KARCA1-Expression im gesunden Knochenmark. Die Expressionswerte der übrigen Gene zeigten kaum Unterschiede.

4.1.3 Die Expression von ARID2 und PROCA1 in AML-Knochenmark ist gegenüber gesundem Knochenmark signifikant gesteigert

Im nächsten Schritt wurden die Expressionseigenschaften der untersuchten Gene im Detail untersucht. Diesmal wurde dabei nicht wie zuvor der arithmetische Mittelwert berechnet, sondern alle Expressionswerte eines Gens für gesundes Knochenmark sowie für AML-Knochenmark in einer Boxplot-Abbildung dargestellt und anschließend der Median bestimmt. Der Einsatz dieses statistischen Verfahrens ist dann sinnvoll, wenn die gemessenen Expressionswerte asymmetrisch und nicht normalverteilt sind. Dabei zeigte sich, dass die Genexpression von ARID2 ($p < 0{,}001$) und die von PROCA1 ($p = 0{,}016$) in den AML-Proben signifikant höher ist als in den Knochenmarkproben gesunder Probanden (siehe Abbildung 4.3A und B).

ARID2 gehört zu einer Gruppe von Proteinen, die eine AT-reiche Interaktionsdomäne (AT-rich interactive domain, ARID) beinhalten. Obwohl die Funktion der ARID-

Proteinfamilie noch nicht vollständig verstanden ist, gibt es eindeutige Hinweise, dass sie eine wichtige Rolle in der Entwicklung und Proliferation von Zellen sowie der gewebespezifischen Genexpression spielen [101]. PROCA1 ist eines der drei bislang unbekannten Proteine, die als Interaktionspartner des Zyklin A1-CDK2-Komplexes identifiziert worden waren [22].

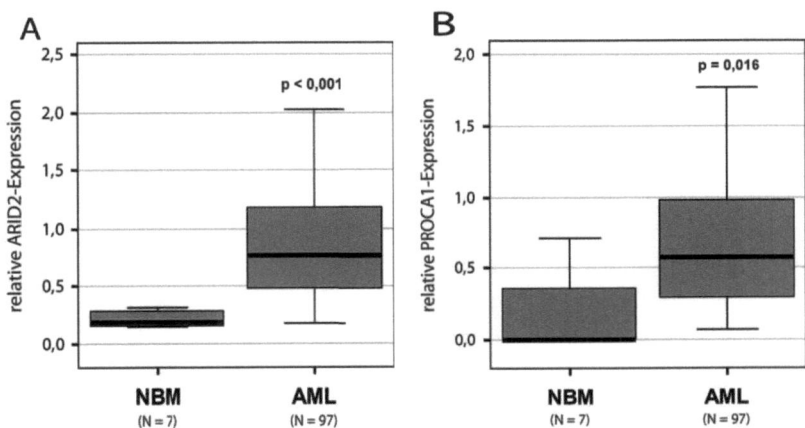

Abbildung 4.3: **Relative Genexpression von ARID2 und PROCA1 in gesundem Knochenmark (NBM) und AML-Knochenmark.** Die Genexpression sowohl von ARID 2 (A) als auch von PROCA1 (B) ist in den AML-Knochenmarkproben signifikant größer als in den Proben gesunder Probanden.

4.1.4 Zyklin A1 zeigt höchste Expressionswerte in der AML-Unterform M3

Die AML wird gemäß einem Vorschlag der FAB (French-American-British-Cooperative-Group) in die Subtypen M0 bis M7 unterteilt. Die Einteilung erfolgt in Abhängigkeit von der hämatopoetischen Zellreihe, die von der malignen Transformation betroffen ist bzw. vom Stadium der Hämatopoese. Die Auswertung der Expressionsverteilung in den Proben der verschiedenen AML-Unterformen ergab, dass die Genexpression von Zyklin A1 in der AML M3 größer ist, als in den anderen Unterformen bzw. den gesunden Knochenmarkproben (siehe Abbildung 4.4). Im Vergleich zu normalem Knochenmark ist die Zyklin A1-Expression in dieser Unterform statistisch signifikant erhöht (p = 0,015). Dieses Resultat korreliert sehr gut mit früher veröffentlichten Daten, wonach in leukämischen Blasten der AML-Unterform M3, die durch einen Differenzierungsblock auf dem Niveau promyelozytärer Vorläuferzellen gekennzeichnet sind, hohe Zyklin A1-Expressionswerte zu finden sind [142] und validiert daher das hier verwendete Probenspektrum.

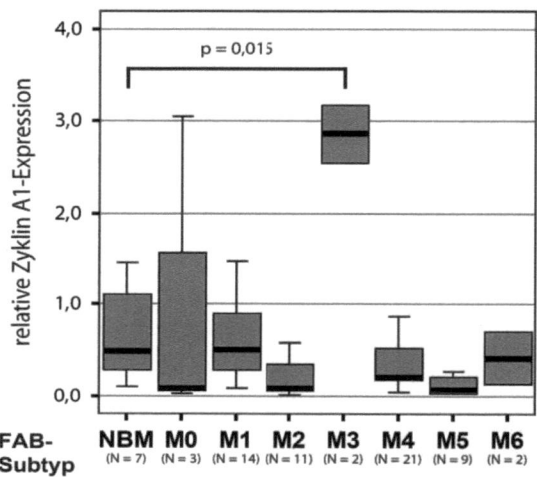

Abbildung 4.4: Relative Zyklin A1-Expression in gesundem Knochenmark (NBM) und in den FAB-Subtypen der AML. Die AML-Unterform M3, die durch das überwiegende Auftreten leukämischer Blasten mit promyelozytärer Differenzierung gekennzeichnet ist, geht mit einer signifikant gesteigerten Zyklin A1-Expression einher. Vergleichbare Ergebnisse waren bereits zu einem früheren Zeitpunkt publiziert worden und lassen somit einen Rückschluss auf die Verlässlichkeit der in dieser Arbeit durchgeführten Genexpressionsanalyse zu.

4.1.5 Die KARCA1-Expression ist in der AML-Unterform M6 und in normalem Knochenmark gesteigert, die AML-M3 geht mit einer erhöhten Ubc9-Expression einher

Die Analyse der Expression von KARCA1 in den FAB-Unterformen der AML sowie in Knochenmarkproben gesunder Probanden ergab ein erhöhtes Expressionsniveau in Patientenproben, die an der Unterform M6 erkrankt waren. Abbildung 4.5A zeigt jedoch für diese Gruppe eine große Streuung der gemessenen Werte. Des weiteren ist auch in den Proben der Unterform M3, die durch maligne Proliferation überwiegend promyelozytärer Blasten gekennzeichnet ist, eine gesteigerte KARCA1-Expression erkennbar. Auch ein Teil der normalen Knochenmarkproben weisen eine deutlich höhere KARCA1-Expression auf. Diese Resultate lassen sich auch in den Daten wiederfinden, die in Kapitel 4.1.2 gezeigt wurden.

Die gemessenen Ubc9-Expressionen waren in der AML-M3 gegenüber den Vergleichsgruppen sichtbar erhöht (siehe Abbildung 4.5B). Das Protein zeigte damit ein ähnliches Expressionsverhalten innerhalb der AML-Unterformen und den normalen Knochenmarkproben wie Zyklin A1. Die übrigen untersuchten Genexpressionen zeigten keine erkennbaren Unterschiede.

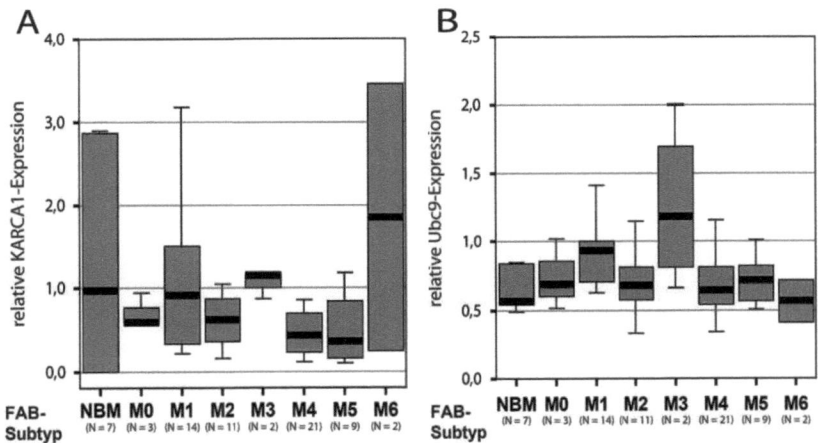

Abbildung 4.5: Relative Genexpression von KARCA1 und Ubc9 in gesundem Knochenmark (NBM) und in den FAB-Subtypen der AML. KARCA1 zeigte erhöhte Expressionswerte vor allem in der AML-Unterform M6 und in Knochenmarkproben gesunder Probanden (A). Letzteres korreliert mit der in Abbildung 3.2 gezeigten Expressionsanalyse. Die Ubc9-Expression ist in der AML-M3 gesteigert (B). Diese Tendenz konnte bereits für Zyklin A1 gezeigt werden (Vergleiche Abbildung 3.4).

4.1.6 *FLT3*-ITD-Mutationen gehen mit einer signifikant erhöhten Expression von INCA1 und KARCA1 einher

FLT3 ist eine Rezeptor-Tyrosinkinase, die in der Proliferation und Differenzierung hämatopoetischer Vorläuferzellen eine wichtige Rolle spielt [37].

Im Folgenden sollte untersucht werden, ob sich das Expressionsverhalten der untersuchten Gene bei Patienten mit einer ITD-Mutation in ihrem *FLT3*-Gen von dem bei AML-Patienten mit einem *FLT3*-Wildtyp unterscheidet.
Dabei wurde eine signifikant höhere KARCA1-Expression bei Vorliegen einer *FLT3*-ITD-Mutation gefunden (p = 0,023) (siehe Abbildung 4.6B). Das gleiche Verhalten zeigte auch INCA1. Bei Patienten mit einer diagnostizierten *FLT3*-ITD-Mutation war die gemessene INCA1-Expression gegenüber Patienten mit einem *FLT3*-Wildtyp signifikant gesteigert (p = 0,036) (siehe Abbildung 4.6A). Bei den übrigen untersuchten Genen zeigten sich keine Unterschiede zwischen Patienten mit positivem bzw. negativem *FLT3*-ITD-Status.

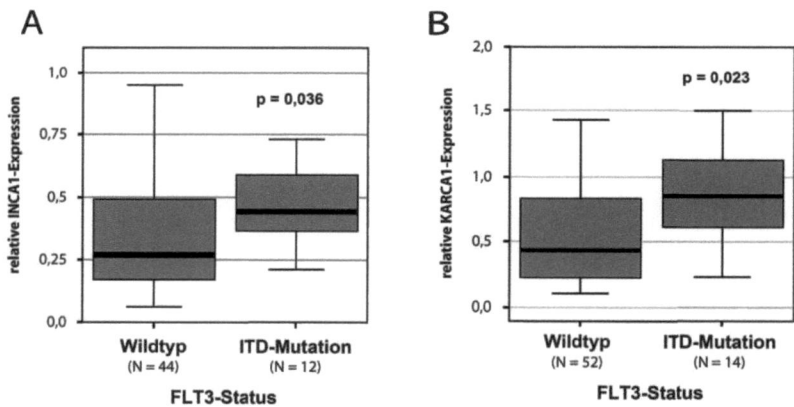

Abbildung 4.6: Relative Genexpression von INCA1 und KARCA1 in AML-Patienten mit FLT3-Wildtyp und FLT3-ITD-Mutation. AML-Patienten mit einer FLT3-ITD-Mutation zeigen signifikant höhere Expressionen von INCA1 (A) und KARCA1 (B).

Die Untersuchungen zu möglichen Zusammenhängen zwischen weiteren klinischen Parametern, molekularbiologischen sowie zytogenetischen Veränderungen und den Expressionsprofilen der von uns untersuchten Proteine brachten keine wegweisenden Erkenntnisse.

4.2 Funktionelle Analyse der stabilen 32D-Überexpressions-Zelllinien

Zusammenfassend ließ sich feststellen, dass alle untersuchten Proteine sowohl in gesundem als auch in AML-Knochenmark sowie in Hodengewebe exprimiert werden. Für ARID2 und PROCA1 konnte eine signifikant gesteigerte Expression in den AML-Proben nachgewiesen werden und KARCA1 zeigte von allen untersuchten Genen die höchsten Expressionswerte in den Knochenmarkproben gesunder Probanden. Bei Patienten mit einer akuten Promyelozytenleukämie waren sowohl die Zyklin A1- als auch die Ubc9-Expression gegenüber anderen AML-Unterformen erhöht. Darüberhinaus zeigten AML-Patienten mit *FLT3*-ITD-Mutation eine signifikant gesteigerte INCA1- und KARCA1-Expression.

Somit hatte ein Großteil der von uns untersuchten Gene vielversprechende Ergebnisse geliefert und sollte im zweiten Teil dieser Arbeit einer funktionellen Analyse unterzogen werden. Zu diesem Zweck sollte zunächst für jedes Gen eine überexprimierende 32D-Zelllinie erzeugt werden. Für Zyklin A1, INCA1, KARCA1, Ku70 und PROCA1 konnte dies realisiert werden. Der Versuch, Ubc9- und ARID2-überexprimierende Zelllinien herzustellen, war technisch innerhalb dieser Arbeit nicht möglich.

4.2.1 Klonierung der zu untersuchenden Gene in die Expressionsvektoren

Erster Schritt in der Herstellung von 32D-Überexpressions-Zelllinien war die Amplifikation der zu klonierenden Sequenzen mit Hilfe der Polymerase-Kettenreaktion (PCR). Anschließend erfolgten die Auftrennung der amplifizierten Sequenzen mittels Gelelektrophorese und die Extraktion der DNA. Die Gensequenzen wurden unter Anwendung der T4-DNA-Ligase zunächst in den Vektor pcDNA4^{TM}/TO/*myc*-His kloniert. Der Versuch, mit Hilfe der Elektroporationsmethode stabile Zelllinien zu erzeugen, scheiterte an der unzureichenden Effizienz des Verfahrens. Daraus resultierte die Entscheidung, die Herstellung der stabilen Zelllinien durch den Einsatz des retroviralen Transduktionsverfahrens zu realisieren. Die Gensequenzen von Zyklin A1, GPS2, INCA1, Ku70 und PROCA1 wurden mit Hilfe von Restriktionsenzymen aus dem pcDNA4^{TM}-Vektor herausgeschnitten. Für eine spätere Nachweismöglichkeit der Überexpression durch die 32D-Zelllinie im Westernblot sollte die als Antikörper-Epitop fungierende c-myc-Sequenz als Anhang der Gensequenzen bestehen bleiben.

Dementsprechend wurde für die Endonukleasereaktion, also das Herausschneiden der Sequenz aus dem pcDNA4™-Vektor, das Enzym Pme I ausgewählt. Die resultierenden DNA-Fragmente wurden mit Hilfe der T4-DNA-Ligase in den retroviralen Vektor pMYs-IG eingefügt.

Die Herstellung des KARCA1-Konstruktes, insbesondere das Einfügen der Sequenz in den retroviralen Vektor mit Hilfe der Ligase-Reaktion, gestaltete sich äußerst schwierig (Daten nicht gezeigt). Daher wurde für dieses Gen das Gateway-System als Methode der Klonierung angewandt. Der bei der PCR-Amplifikation verwendete 3'-Primer beinhaltete die Sequenz des c-myc-Epitopes, wodurch auch bei diesem Konstrukt der spätere Nachweis der Überexpression durch Einsatz eines gegen c-myc gerichteten Antikörpers ermöglicht wurde. Die anschließende Klonierung des KARCA1-c-myc-Fragmentes in den Vektor pMYs-IG erfolgte unter Anwendung des Gateway-Systems (siehe Kapitel 3.2.7). Dabei wurde die DNA-Sequenz zunächst in den Vektor pENTR™ eingefügt und von dort mit Hilfe der LR Clonase™-Reaktion in den pMYs-IG-Vektor kloniert.

4.2.2 Generierung stabiler überexprimierender 32D-Zelllinien und Nachweis der Überexpression

Für die retrovirale Transduktion von 32D-Zellen mussten zunächst Retroviren produziert werden, die die genetische Information des zu untersuchenden Gens einschließlich der Sequenz des c-myc-Epitopes trugen. Dafür wurden Zellen der retroviralen Verpackungszellline Platinum-E [85] mit den Überexpressionskonstrukten transfiziert. Für die Herstellung einer als Negativkontrolle funktionierenden Zelllinie wurden zusätzlich Retroviren produziert, die den pMYs-IG-Vektor ohne eine integrierte DNA-Sequenz enthielten. Da der retrovirale Vektor pMYs-IG neben dem Überexpressionskonstrukt auch ein GFP-Reportergen beinhaltete, war es möglich, die erfolgreich transduzierten und damit GFP-exprimierenden 32D-Zellen unter Einsatz der Durchflusszytometrie (FACS) von den nicht transduzierten Zellen zu trennen.

Im nächsten Schritt wurde untersucht, ob die hergestellten Zelllinien die transduzierten Gene auf mRNA-Ebene messbar überexprimierten. Diese Analyse wurde mit Hilfe der quantitativen real-time RT-PCR-Methode durchgeführt. Dazu wurde aus einem Teil der 32D-Zellen RNA gewonnen, diese mit Hilfe des Enzyms Reverse Transkriptase in cDNA umgeschrieben und anschließend die Genexpression quantitativ bestimmt. Verglichen wurden diese Resultate mit denen der Leervektorkontrollzelllinie. Da diese murinen Zellen die von uns untersuchten humanen Proteine nicht exprimierten, wurde hier lediglich ein Hintergrundrauschen gemessen. Die Auswertung der Analyse ergab, dass bei den hergestellten stabilen Zelllinien im Vergleich zum Hintergrundrauschen der Kontrollzellen hohe Expressionswerte der einzelnen Gene nachweisbar waren (Daten nicht gezeigt).

Zusätzlich sollte die Funktion der überexprimierenden Zelllinien durch Einsatz der Westernblot-Methode auf Proteinebene nachgewiesen werden. Dazu wurden wiederum aus einem Teil der 32D-Zellen Proteinlysate gewonnen. Die in den Lysaten enthaltenen Proteine wurden zunächst mittels SDS-Polyacrylamid-Gelelektrophorese ihrem Molekulargewicht entsprechend aufgetrennt. Der Proteinnachweis erfolgte durch den Einsatz eines gegen das c-myc-Epitop des klonierten Konstruktes gerichteten Antikörpers. Als Negativkontrolle diente das Proteinlysat der 32D-Zelllinie, die lediglich den unveränderten pMYs-IG Vektor exprimierte.

Das Proteinlysat der GPS2- bzw. der Ku70-überexprimierenden Zelllinie zeigte jeweils eine spezifische Bande. Für GPS2 konnte diese Bande zwischen den Markierungen 32,5 und 47,5 kDa und für Ku70 zwischen 62 und 83 kDa detektiert werden. Die Größe dieser Banden entsprach den aus der Literatur entnommenen Erwartungswerten von 36 kDa für GPS2 [18] und 70 kDa für Ku70 [61] (siehe Abbildung 4.7A).

Auch in den Proteinlysaten der 32D-Zelllinien, die die neuen Proteine INCA1 bzw. PROCA1 überexprimierten, zeigte sich jeweils eine spezifische Bande, die im Proteinlysat der Negativkontrolle nicht detektiert werden konnte. Für INCA1 lag diese Bande zwischen den Markierungen 32,5 und 47,5 kDa, für PROCA1 zwischen 47,5 und 62 kDa (siehe Abbildung 4.7A und B).

Der Nachweis des Zyklin A1-Proteins gestaltete sich dahingehend schwierig, als dass nach Inkubation des Proteinlysats mit dem c-myc-Antikörper keine spezifische Bande nachgewiesen werden konnte (Daten nicht gezeigt). Daraufhin wurde das Lysat mit einem gegen Zyklin A1 gerichteten Antikörper inkubiert, wodurch eine spezifische Bande zwischen den Markierungen 47,5 und 62 kDa sichtbar wurde (siehe Abbildung 4.7C).

4 Ergebnisse

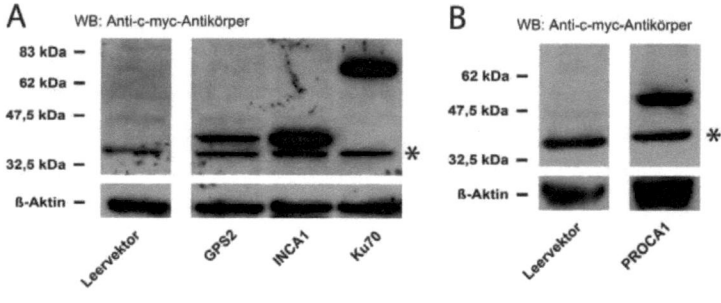

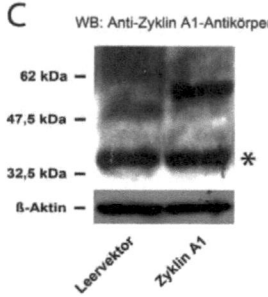

Abbildung 4.7: Westernblot als Methode zum Nachweis der Überexpression der erzeugten 32D-Zelllinien auf Proteinebene. Nach Auftrennung der in den Lysaten enthaltenen Proteine mittels SDS-PAGE und anschließendem Proteintransfer auf eine Blotmembran wurde diese mit einem Anti-c-myc-Antikörper inkubiert. Nach abschließender Detektion wurden für GPS2 und INCA1 eine spezifische Bande zwischen 32,5 und 47,5 kDa und für Ku70 eine zwischen 62 und 83 kDa sichtbar (A). Auch bei PROCA1 ließ sich eine spezifische Bande zwischen 47,5 und 62 kDa erkennen (B). Nach anschließender Inkubation derselben Blotmembran mit einem Zyklin A1-Antikörper konnte auch für Zyklin A1 eine spezifische Bande zwischen 47,5 und 62 kDa detektiert werden (C). Das Auftreten einer unspezifischen Bande (*) zwischen 34 und 40 kDa wird vom Hersteller des c-myc-Antikörpers beschrieben.

Die KARCA1-Überexpression der entsprechenden stabilen 32D-Zelllinie konnte auf Proteinebene nicht nachgewiesen werden, da auch hier der c-myc-Antikörper keine spezifische Bande detektieren konnte. Der Einsatz eines spezifisch gegen KARCA1 gerichteten Antikörpers, wie beim Nachweis von Zyklin A1 geschehen, war hier nicht möglich, da ein solcher Antikörper bis zum jetzigen Zeitpunkt nicht erhältlich ist. Der Nachweis der Überexpression gelang ausschließlich auf mRNA-Ebene (Daten nicht gezeigt).

Vor Durchführung der funktionellen Untersuchungen der stabil transduzierten 32D-Zelllinien wurden die Zellen einer GFP-Expressionskontrolle mittels FACS-Analyse unterzogen. Dadurch sollte eine Überexpression der zu untersuchenden Gene sichergestellt werden. Abbildung 4.8 zeigt anhand der KARCA1-überexprimierenden

32D-Zellen exemplarisch das Ergebnis einer solchen FACS-Untersuchung. Fast 99,5% der Zellen zeigen bei einer Wellenlänge von 488 nm (FL1-H) eine erhöhte Fluoreszenzintensität, die auf die GFP-Expression zurückzuführen ist. Die stabil transduzierten Zellen wurden nur dann für die Durchführung der funktionellen Tests eingesetzt, wenn mit Hilfe der FACS-Analyse bei mehr als 95% von ihnen eine Überexpression nachgewiesen werden konnte.

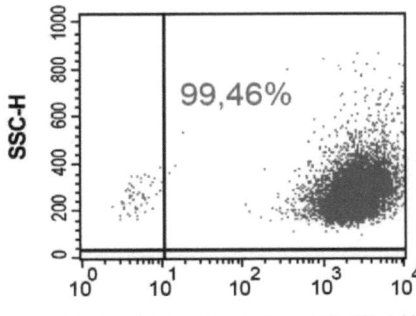

Abbildung 4.8: GFP-Expression der KARCA1-überexprimierenden 32D-Zelllinie. Vor Durchführung der funktionellen Untersuchungen wurden alle Zelllinien auf ihr GFP-Expression und damit ihre Überexpressionseigenschaft kontrolliert. Exemplarisch zeigten hier 99,46 % der Zellen eine positive GFP-Expression

4.2.3 Überexpression von GPS2 und INCA1 verringern die Fähigkeit von 32D-Zellen zur Koloniebildung

Als Maß für den Einfluss der überexprimierenden Proteine auf die Proliferation der 32D-Zellen wurde die Fähigkeit zur Koloniebildung untersucht. Dazu wurde an Tag null des Versuches jeweils eine gleich große Anzahl von Zellen der zu untersuchenden Zelllinien zusammen mit denen für das Wachstum benötigten Faktoren in Methylzellulose gegeben. Als Negativkontrolle diente die Zelllinie, die den unveränderten Vektor exprimierte. Nach einer Inkubation von zehn Tagen wurden die gewachsenen Kolonien mit einer Größe von mehr als 50 Zellen gezählt.

Die Auswertung ergab, dass die Zyklin A1-, KARCA1- bzw. PROCA1-überexprimierenden 32D-Zellen mehr Kolonien gebildet hatte als die Zellen, die ausschließlich den retroviralen Vektor überexprimierten (siehe Abbildung 4.9). Dagegen wurden für GPS2, INCA1 und Ku70 weniger Kolonien gezählt als bei der

Negativ-Kontrolle. Bei GPS2 (p = 0,02) und INCA1 (p = 0,003) war die Koloniebildung auch statistisch signifikant geringer als in der Kontrollgruppe (siehe Abbildung 4.9).

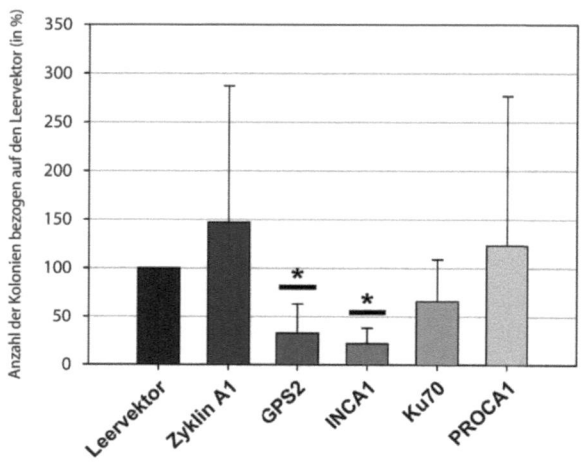

Abbildung 4.9: Analyse der Koloniebildung der überexprimierenden 32D-Zellen im „colony forming assay". Eine festgelegte Anzahl von Zellen aus jeder Zelllinie wurde in Methylzellulose ausgesät. Nach einer Inkubation von 10 Tagen wurden die entstandenen Kolonien unter dem Lichtmikroskop gezählt. GPS2, INCA1 und Ku70 zeigen eine geringere Fähigkeit zur Koloniebildung als die Kontrollgruppe; für GPS2 und INCA1 ist dieses Ergebnis auch statistisch signifikant (p = 0,02 respektive p = 0,003). Die Zyklin A1- bzw. PROCA1-exprimierenden Zellen bildeten im Vergleich zur Kontrollzelllinie mehr Kolonien.

4.2.4 Zyklin A1- und Ku70-überexprimierenden 32D-Zellen zeigen im 3H-Thymidin-Assay signifikante Reduktion der Proliferationsgeschwindigkeit

Mit Hilfe des 3H-Thymidin-Inkorporationsversuches sollte untersucht werden, in wie weit die Überexpression der untersuchten Gene einen Einfluss auf die Proliferationsgeschwindigkeit der 32D-Zellen ausübt.

Dazu wurden die Zellen über Nacht in einem Medium ohne Wachstumsfaktoren kultiviert. Am darauffolgenden Tag wurde die Proliferation der Zellen durch Zugabe ihres gewohnten Nährmediums stimuliert. Nach fünf Stunden erfolgte die Zugabe des radioaktiv markierten Thymidins, das im Zuge der DNA-Synthese in die Zellen eingebaut wurde. Nach weiteren drei Stunden konnte die Strahlung, die durch den modifizierten Baustein ausgesandt wurde, mit Hilfe eines Detektors gemessen werden. In diesem Versuch konnte gezeigt werden, dass 32D-Zellen, die Zyklin A1 oder Ku70 überexprimierten, signifikant langsamer proliferierten als die Zellen, die den Leervektor exprimierten ($p < 0{,}01$ respektive $p = 0{,}04$). Beide Zelllinien zeigten eine Proliferationsgeschwindigkeit, die nur noch etwa ein Drittel so groß war wie die der Kontrollzelllinie (siehe Abbildung 4.10). Ein ähnliches Resultat konnte auch bei den INCA1-exprimierenden Zellen beobachtet werden, deren Teilungsrate sich etwa halbierte. Diese Reduktion war jedoch statistisch nicht signifikant. Die Überexpression von PROCA1 bewirkte hingegen eine deutliche Zunahme der Proliferationsgeschwindigkeit. Im Durchschnitt teilten sich diese Zellen fast dreimal so schnell wie die Zellen der Kontrollgruppe. Die GPS2-überexprimierende Zelllinie zeigte nahezu keine Veränderung in der Zellteilungsrate (siehe Abbildung 4.10).

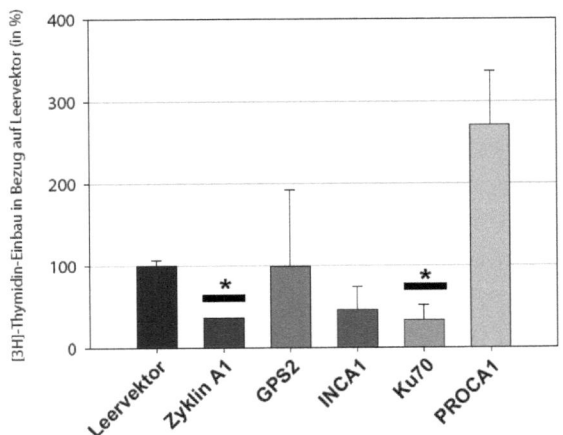

Abbildung 4.10: Bestimmung der Proliferationsgeschwindigkeit der überexprimierenden 32D-Zellen im 3H-Thymidin-Inkorporationsversuch. Die zu untersuchenden Zellen wurden über Nacht in einem Medium ohne Wachstumsfaktoren kultiviert. Anschließend wurde ihre Proliferation stimuliert. Nach fünf Stunden erfolgte die Zugabe des radioaktiv markierten Thymidins, dessen Strahlung mit Hilfe eines Detektors gemessen wurde. Die Überexpression von Zyklin A1, INCA1 und Ku70 führte zu einer reduzierten Proliferationsgeschwindigkeit der Zellen. Die PROCA1-exprimierenden Zellen teilten sich im Vergleich zur Kontrollgruppe deutlich schneller, die Zellteilungsrate von GPS2 zeigte sich dagegen kaum verändert.

4.2.5 KARCA1-überexprimierende Zellen zeigen 36 Stunden nach Wachstumsstimulation gesteigerte Proliferationsaktivität

Um die Proliferationseigenschaften der KARCA1-überexprimierenden Zelllinien genauer zu untersuchen, wurde nachfolgend eine Zellzyklusanalyse unter Anwendung der Propidiumiodid-Färbung (PI-Färbung) durchgeführt. Dazu wurden die zu untersuchenden Zellen zunächst über Nacht in einem Medium ohne Wachstumsfaktoren kultiviert. Am darauffolgenden Morgen wurde die proliferative Aktivität durch Zugabe eines nährstoffreichen Mediums stimuliert (Stunde null der Versuchsdurchführung) und in einer Zeitreihe der DNA-Gehalt der Zellen mittels Propidiumiodid-Färbung bestimmt. Die so gewonnenen Daten über den DNA-Gehalt lassen Rückschlüsse über die Zellzyklusphase zu, in der sich die entsprechenden Zellen zum Zeitpunkt der Entnahme aus dem Versuch befunden hatten.

Die Analyse der KARCA1-überexprimierenden Zelllinie brachte ein interessantes Ergebnis. Hier zeigte sich, dass diese Zellen in der initialen Phase nach Wachstumsstimulation eine reduzierte proliferative Aktivität aufwiesen (siehe Abbildung 4.11). Dies ließ sich daran erkennen, dass sich 4, 8 und 12 Stunden nach Zugabe des nährstoffreichen Mediums ein größerer Anteil von Zellen in der G1/G0-Phase befanden als in der Kontrollzelllinie (siehe Abbildung 4.11 oben: 63%, 73% und 58% respektive 55%, 69% und 50%). Umgekehrt fanden wir zu diesem Zeitpunkt, im Vergleich zu den Zellen aus der KARCA1-Zelllinie, mehr Zellen aus der Kontrollgruppe in der S- und in der G2/M-Phase und somit in einem proliferationsaktiveren Zustand (siehe Abbildung 4.11 Mitte: 32%, 18% und 43% gegenüber 24%, 15% und 37% für die S-Phase, 13%, 13% und 7% gegenüber 12%, 12% und 4% für die G2/M-Phase). 24 Stunden nach Einsetzen des Wachstumsstimulus setzt eine Veränderung dieser Verhältnisse ein. Der Anteil an KARCA1-überexprimierenden Zellen in der S-Phase nahm gegenüber der Kontrollzelllinie zu (47% respektive 45%), in der G2/M-Phase befanden sich zu diesem Zeitpunkt noch eine größere Anzahl an Zellen, die nur den Leervektor exprimierten (siehe Abbildung 4.11 unten: 11% gegenüber 10% bei KARCA1). Nach 36 Stunden war der Anteil der KARCA1-Zellen in der Phase kurz vor bzw. während der Zellteilung auf knapp 16% angestiegen, die Kontrollzelllinie befand sich nur noch zu 10% in der G2/M-Phase. Mit diesem Anstieg in der letzten Phase des Zellzyklus hatte sich gleichzeitig der Anteil der KARCA1-überexprimierenden Zellen in der Synthese-Phase auf 37 % reduziert.

Zusammenfassend lässt sich damit postulieren, dass die Zellen, die durch eine Überexpression von KARCA1 gekennzeichnet sind, nach einer Phase des Hungerns und anschließender Wachstumsstimulation zunächst eine reduzierte Zellteilungsaktivität zeigen. Nach einer Zeitspanne von 24 bis 36 Stunden lässt sich im Vergleich zur Kontrollzelllinie jedoch eine gesteigerte Proliferationsneigung feststellen.

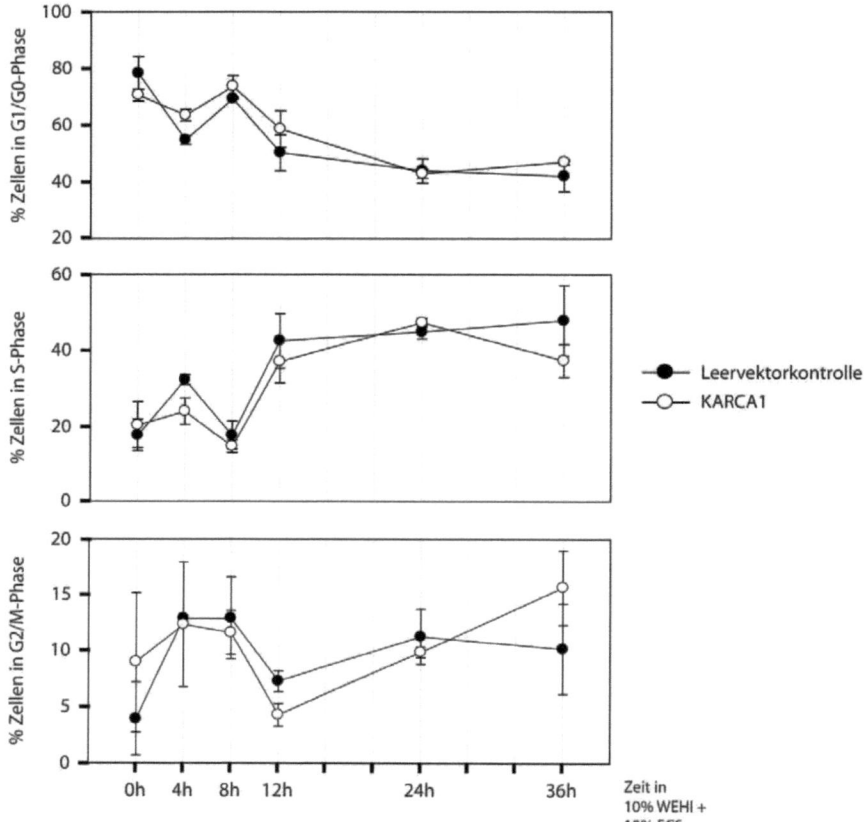

Abbildung 4.11: Zellzyklusanalyse der KARCA1-exprimierenden 32D-Zelllinie. Nach 10-stündiger Kultivierung in einem Verarmungsmedium wurde die Proliferation der Zellen durch Nährstoffzugabe stimuliert. Zu Beginn der Stimulation (0h) sowie nach 4, 8, 12, 24 und 36 Stunden wurde ein Teil der Zellen entnommen und die DNA der Zellen mit Hilfe von Propidiumiodid gefärbt. Anhand der in den Zellen vorhandenen Menge an DNA konnte diese den unterschiedlichen Phasen des Zellzyklus zugeordnet werden. In der initialen Phase nach Stimulationsbeginn proliferierten die KARCA1-überexprimierenden Zellen langsamer als die Kontrollgruppe. Nach 36 Stunden zeigte sich ein verändertes Bild. Die KARCA1-Zelllinie zeigte gegenüber den Kontrollzellen eine gesteigerte Proliferationsrate.

Im Rahmen unserer funktionellen Untersuchungen wurde deutlich, dass sich die Überexpression der meisten untersuchten Gene verändernd auf das Proliferationsverhalten sowie die Fähigkeit zur Koloniebildung der 32D-Zellen ausgewirkt hatte.

Die Überexpression von Zyklin A1 bewirkte eine Zunahme der Koloniebildungsfähigkeit, gleichzeitig reduzierte sich die Teilungsrate der Zellen. Die INCA1- sowie die Ku70-überexprimierenden Zellen zeigten sowohl ein vermindertes Koloniewachstum als auch eine geringere Zellteilungsaktivität. Für GPS2 zählten wir eine signifikant geringere Anzahl von Kolonien bei einer nahezu unveränderten Zellteilungsrate. Die Zellen der PROCA1-überexprimierende Zelllinie teilten sich etwa zweieinhalb Mal so häufig wie die der Kontrollzelllinie und damit häufiger als jede andere Zelllinie. Die Fähigkeit zur Koloniebildung war dabei geringgradig erhöht. Schließlich konnten wir auch für die KARCA1-exprimierenden 32D-Zellen eine gesteigerte Proliferationstendenz nachweisen.

5 Diskussion

Die Erkenntnisse, die in den vergangenen Jahren über Zyklin A1 gewonnen werden konnten, legen die Vermutung nahe, dass dieses Protein an der Entstehung einer akuten myeloischen Leukämie beteiligt sein könnte. Um die Rolle, die Zyklin A1 innerhalb der Zellzyklusregulation spielt, weiter zu erforschen, wurden in der Vergangenheit mit Hilfe eines modifizierten Yeast-Two-Hybrid-Verfahrens Interaktionspartner des Zyklin A1-CDK2-Komplexes identifiziert [22]. Zusätzlich konnten durch Einsatz der herkömmlichen Y2H-Methodik zwei cDNA-Sequenzen gefunden werden, für die sich eine Interaktion mit Zyklin A1 allein als charakteristisch erwies (Diederichs et al., unveröffentlichte Daten).

Ziel der vorliegenden Arbeit war es, die mögliche Bedeutung von Zyklin A1 und seiner Interaktionspartner für die Regulation der Zellteilung und für die Entstehung einer AML genauer zu untersuchen.

In einem ersten Schritt wurden in 97 Knochenmarkproben von Patienten, die an einer AML erkrankt waren, in 7 Knochenmarkproben gesunder Probanden und in 5 Proben humanem Hodengewebes die Genexpression der zu untersuchenden Proteine quantitativ bestimmt. Für diese Analyse wurde die Methode der quantitativen real-time RT-PCR eingesetzt.

Für die Durchführung der funktionellen Analysen im zweiten Teil dieser Arbeit wurden stabile 32D-Zelllinien mit einer konstanten Überexpression je eines der zu untersuchenden Proteine hergestellt. 32D bezeichnet eine Maus-Zelllinie, die verbreitet als Modell hämatopoetischer Vorläuferzellen zum Einsatz kommt.

Die Überexpressionskonstrukte sollten zunächst durch Transformation in die 32D-Zellen eingebracht werden. Als Träger der zu exprimierenden Gensequenzen diente der Vektor pcDNA4^{TM}/TO/*myc*-His. Es zeigte sich jedoch, dass diese Methode nicht effizient genug war, um für die unterschiedlichen Konstrukte jeweils ausreichend große Mengen überexprimierender Zellen zu erzeugen. Die überwiegende Mehrheit der 32D-Zellen wurde nach der Transformation durch Gleichstrom-Elektroporation apoptotisch. Zudem fehlte eine effiziente Möglichkeit, die Zellen auf ihre Überexpression zu überprüfen, da der pcDNA4^{TM}-Vektor kein fluoreszierendes Reporter-Gen beinhaltete. Somit kam im Laufe des Herstellungsprozesses das Verfahren der retroviralen

Transduktion zur Anwendung. Für die Herstellung der rekombinanten Viren wurde die Verpackungszellline Platinum-E (Plat-E) eingesetzt, die sich im Vergleich zu anderen Verpackungszellen durch eine gesteigerte Effizienz hinsichtlich der Synthese von Retroviren auszeichnete [85]. Mit ihrer Hilfe konnten retrovirale Überstände mit durchschnittlichen Virustitern von 1×10^7/ml produziert werden und somit boten sie optimale Voraussetzungen für die schnelle und effiziente Transduktion der 32D-Zellen. Durch Einsatz dieser Methodik konnte der erforderliche Zeitaufwand für die Herstellung der stabilen Zelllinien im Vergleich zur Gleichstrom-Elektroporation merklich reduziert werden, was in Anbetracht der Vielzahl der zu untersuchenden Gene einen beträchtlichen Vorteil bedeutete.

Im Folgenden sollen zur besseren Übersicht die Ergebnisse der quantitativen und funktionellen Analysen für jedes Protein einzeln dargestellt und im Kontext der bisherigen Forschung diskutiert werden.

5.1 Zyklin A1

Wie bereits eingangs erwähnt, ist Zyklin A1 an der meiotischen Zellzyklusregulation beteiligt. Sowohl die Tatsache, dass im Hodengewebe, verglichen mit den meisten anderen Geweben, die höchsten Zyklin A1-Expressionswerte zu finden sind, als auch, dass Zyklin A1-Knock-out-Mäuse infertil sind, untermauern diese These. Offensichtlich kommt es hier während der ersten meiotischen Teilung auf der Stufe der späten Pachytän- bzw. frühen Diplotän-Phase zu einem Stillstand der Spermatogenese und auch die Zahl der apoptotischen Spermazellen ist im Vergleich zu normalem Hodengewebe gesteigert [75]. Auch wir konnten zeigen, dass Hodengewebe, im Vergleich mit anderen Geweben, beispielsweise gesundem Knochenmark, deutlich höhere Expressionswerte aufwies. Allerdings zeigten die gemessenen Werte in unserer Untersuchung eine große Streuung, was eine Erklärung für die fehlende statistische Signifikanz sein könnte (p = 0,26).

Unterschiedliche Arbeitsgruppen konnten nachweisen, dass Zyklin A1 nicht nur im Knochenmark von AML-Patienten, sondern auch in den frühen hämatopoetischen Vorläuferzellen (Myeloblasten, Promyelozyten) des gesunden Knochenmarks exprimiert wird [27; 142]. Yang et al. zeigten, dass Zyklin A1 in AML-Proben stärker exprimiert wird, als im gesunden Knochenmark, jedoch trifft dies vor allem für die

AML-Unterform M3 zu. Andere Subtypen hingegen wiesen ein deutlich geringeres Expressionsniveau auf. Möglicherweise ist dies eine Erklärung dafür, dass wir im Vergleich zwischen mittlerer Zyklin A1-Expression aller AML-Proben und aller Knochenmarkproben gesunder Probanden zunächst keinen Unterschied nachweisen konnten. Bei genauerer Analyse der einzelnen AML-Subtypen fand sich auch bei den von uns untersuchten Patienten mit einer AML-M3 eine signifikant höhere Zyklin A1-Expression als bei den gesunden Probanden (siehe Abbildung 4.4).

Hohe Expressionswerte sowohl in myelopoetischen Vorläuferzellen (CD34-positive Zellen) des gesunden Knochenmarks als auch in AML-Blastenzellen legen die Vermutung nahe, dass Zyklin A1 neben seiner Rolle in der Spermatogenese auch für die Hämatopoese sowie für die Entstehung einer AML von Bedeutung sein könnte. Der genaue Mechanismus, über den Zyklin A1 an den genannten hämatologischen Prozessen beteiligt ist, bleibt weiter unklar. Zwar konnten wir zeigen, dass Zyklin A1-überexprimierende Zellen eine stärkere Fähigkeit besitzen, Kolonien zu bilden (siehe Abbildung 4.9). Diese Eigenschaft ging jedoch nicht gleichzeitig mit einer höheren Proliferationsrate der Zellen einher. Im Gegenteil zeichneten sie sich gegenüber der Kontrollzelllinie sogar durch eine signifikant reduzierte Zellteilungsgeschwindigkeit aus (siehe Abbildung 4.10). Daraus lässt sich folgern, dass sowohl für die physiologische Bildung neuer Blutzellen als auch in der Pathogenese der AML neben Zyklin A1 weitere Faktoren eine bedeutende Rolle spielen müssen. Gerade unter diesem Gesichtspunkt rückt die genauere Analyse der Interaktionspartner des Zyklin A1-CDK2-Komplexes verstärkt in den Mittelpunkt des Interesses.

5.2 Ku70

Ku70 ist Bestandteil des aus zwei Untereinheiten bestehenden Ku-Proteins und spielt eine wichtige Rolle bei der Erkennung und Reparatur von DNA-Doppelstrangbrüchen [98], für die Stabilität der Endabschnitte eukaryontischer Chromosomen (Telomere) [10] und bei der Erzeugung der Antikörpervielfalt [82].

Unsere Untersuchungen konnten zeigen, dass die Ku70-Expression im Hodengewebe signifikant größer ist als im Knochenmark mit physiologischer Hämatopoese. Die genaue Funktion von Ku70 im Hoden ist bislang ungeklärt [22]. Es ist jedoch anzunehmen, dass es dort aufgrund der enorm hohen Zellproliferationsrate und dem damit verbundenen Zellumsatz einem erhöhten Maß an Korrekturen von DNA-Strangbrüchen bedarf. Innerhalb des Hodengewebes findet sich eine Ku70-Expression in den sich durch Mitose teilenden Spermatogonien sowie in allen Spermatozyten, die sich in ihrer Entwicklung mindestens im Pachytän-Stadium befinden [43]. Interessanterweise konnte eine solche Expression für Spermatozyten, die sich in der frühen Phase der meiotischen Teilung (Prophase I) befanden, nicht nachgewiesen werden [43]. Während dieser Phase kommt es zur homologen Rekombination genetischen Materials [72]. Möglicherweise verhindert die Abwesenheit von Ku70 zu diesem Zeitpunkt, dass die meiotische Rekombination durch eine übermäßige Aktivität der Reparaturmechanismen beeinträchtigt wird [43].

Im Gegensatz dazu fanden wir im Vergleich zwischen AML-Knochenmarkproben und gesundem Knochenmark hinsichtlich der Ku70-Expression keinen Unterschied.

In unseren funktionellen Analysen zeigte sich, dass eine Überexpression von Ku70 mit einer reduzierten Proliferationsrate sowie einer verminderten Fähigkeit der 32D-Zellen zur Koloniebildung einherging (Abbildung 4.9 und 4.10). Diese Resultate legen in Übereinstimmung mit den in der Literatur zu findenden Erkenntnissen die Vermutung nahe, dass es sich bei Ku70 um ein Tumorsuppressorprotein handelt. So konnten beispielsweise Li et al. zeigen, dass Ku70-Knockout-Mäuse bereits in frühen Phasen ihrer Entwicklung an einem Lymphom der T-Zell-Reihe erkrankten und verstarben. In den Vergleichskohorten entwickelte keine der Mäuse mit mindestens einem funktionierenden Ku70-Allel eine derartige Erkrankung und alle Tiere überlebten die ersten 45 Lebenswochen. Des weiteren zeigten Zelllinien, die unfähig sind, Ku70 zu exprimieren, spontane neoplastische Veränderungen und zudem eine deutlich gesteigerte Sensitivität gegenüber radioaktiver Strahlung [68].

Erst kürzlich konnten Hinweise gefunden werden, dass Ku70 neben seiner Funktion in der eigentlichen Reparatur von DNA-Doppelstrangbrüchen auch eine modulierende Eigenschaft bei der Aktivierung der Reparaturmechanismen nach Eintritt eines DNA-Schadens besitzen könnte. Es wird angenommen, dass das Ku-Protein, bestehend aus den Untereinheiten Ku70 und Ku80, nach Eintritt eines DNA-Strangbruches über die Aktivierung einer ATM- und Rad3-abhängigen Kinase (ATR) zur Phosphorylierung von p53 führt [126]. P53, das wohl bekannteste Tumor-Suppressor-Protein, initiiert wiederum einen Zellzyklusarrest in der durch die DNA-Schädigung veränderten Zelle.

Gleichzeitig aktiviert es eine Reihe regulatorischer Proteine, die entweder die Reparatur des Strangbruches oder den kontrollierten Zelltod (Apoptose) zur Folge haben [66]. Ku70 wäre damit über eine durch DNA-Schädigung induzierte p53-Aktivierung indirekt auch an der Modulation der Zellzyklusprogression beteiligt.

Die Tatsache, dass Ku70 nicht nur als reines Reparaturenzym für die Beseitigung von DNA-Schäden, sondern möglicherweise als ein zentrales Tumorsuppressorprotein für die Integrität der genetischen Informationen innerhalb der Zelle verantwortlich ist, hat ein besonderes Interesse an diesem Protein geweckt. Es stellt sich die Frage, ob eine Dysfunktion des Ku70-Proteins, zum Beispiel aufgrund einer Mutation, die Entstehung einer AML begünstigen kann. Zwar konnte gezeigt werden, dass ein Fehlen von Ku70 allein nicht zu einem substantiell höheren Risiko der Krebsentstehung führt [69], jedoch ist es durchaus denkbar, dass ein abnorm funktionierendes Ku70-Protein in Kombination mit weiteren Faktoren an der malignen Entartung im Rahmen einer AML beteiligt ist.

Weitergehende Untersuchungen werden nötig sein, um festzustellen, ob Ku70 in diesem Zusammenhang einen spezifischen Ansatzpunkt für eine neue Therapie der AML bietet.

5.3 GPS2

GPS2 (G-Protein pathway suppressor 2) wurde erstmals aufgrund seiner hemmenden Wirkung auf die zelluläre Proliferation des Hefepilzes Saccharomyces cerevisiae identifiziert. Später konnte gezeigt werden, dass GPS2 auch in Säugetierzellen einen inhibitorischen Einfluss auf die Signaltransduktion ausübt [120].

In unserer Genexpressionsanalyse zeigte sich, dass GPS2 im Hodengewebe deutlich stärker exprimiert wird als in den normalen Knochenmarkproben. Bislang liegen jedoch noch keine Untersuchungen vor, die Aufschluss über die spezifische Funktion von GPS2 im Hoden liefern würden. GPS2 und Zyklin A1 zeigen sowohl in gesundem Hoden als auch während der Hodenreifung sowie in malignem und infertilem Hodengewebe sehr ähnliche Expressionsmuster. Diese Erkenntnisse und die Tatsache, dass GPS2 und Zyklin A1 überwiegend im Zellkern lokalisiert sind, lassen Rückschlüsse auf eine mögliche funktionelle Verknüpfung der beiden Proteine zu [22].

Die Analyse der GPS2-Expression im Knochenmark der AML-Patienten ergab keinen Unterschied im Vergleich zur der im Knochenmark gesunder Probanden. In den funktionellen Untersuchungen hingegen konnten wir zeigen, dass die Überexpression von GPS2 bei den untersuchten 32D-Zellen eine signifikant reduzierte Fähigkeit zur Koloniebildung zur Folge hatte (Abbildung 4.9).

Wie bereits erwähnt, wurde GPS2 erstmals aufgrund seines inhibitorischen Einflusses auf den G-Protein-MAPK (mitogen-activated protein kinase)-vermittelten Signalweg beschrieben. Der MAPK-Signalweg ist ein zentraler Mechanismus bei der Signalübertragung von der Zellmembran zum Zellkern, der es Zellen ermöglicht, adäquat auf extrazelluläre Stimulationen zu reagieren [13]. Die Tatsache, dass MAPK-Kaskaden mannigfaltig sowohl an der Regulation der Zellproliferation, -reifung und -differenzierung als auch an der Induktion des programmierten Zelltodes beteiligt sind [144] lässt vermuten, dass auch GPS2 in vielfältige, möglicherweise konträre zelluläre Abläufe integriert ist.

Für GPS2 sind darüber hinaus mehrere Interaktionen beschrieben, die im Hinblick auf die von uns gewonnenen Erkenntnisse von Relevanz sein könnten. So konnte gezeigt werden, dass GPS2 an den transkriptionellen Koaktivator p300 binden kann [102] und dieser wiederum durch Acetylierung eine erhöhte DNA-Affinität des p53-Proteins bewirkt [113]. Somit wäre es denkbar, dass GPS2 durch Interaktion mit p300 zu einer verstärkten p53-Aktivierung führt.

Interessanterweise konnte auch eine direkte Interaktion zwischen GPS2 und p53 nachgewiesen werden. Dabei bewirkt GPS2 eine Verstärkung der p53-abhängigen Transkription. Der daraus resultierende Anstieg in der Expression des regulatorischen Proteins p21 hat eine Zellzyklusblockade in der G1-Phase zur Folge [103]. Dies könnte zu dem in unseren Untersuchungen beobachteten Rückgang der Koloniebildung der GPS2-überexprimierenden 32D-Zellen beigetragen haben. Interessant in diesem Zusammenhang ist die Tatsache, dass sowohl GPS2 als auch Zyklin A1 über das C-terminale Ende mit p53 interagieren, was ein weiterer Hinweis für die enge funktionelle Verknüpfung zwischen Zyklin A1 und GSP2 wäre [103].

Die vorliegenden Daten deuten darauf hin, dass es sich bei GPS2 ebenfalls um ein Tumorsupressor-Protein handeln könnte. Auch die Entdeckung, dass GPS2 die Fähigkeit besitzt, das HTLV-I-Onkoprotein (human T-cell lymphotrophic virus, type I) Tax spezifisch zu binden und die durch Tax induzierte Aktivierung des JNK1-Signalweges zu inhibieren [53], lässt sich mit dieser These vereinbaren. Ob GPS2 auch bei der Entstehung einer akuten myeloischen Leukämie eine Rolle spielt, muss Gegenstand weitergehender Untersuchungen bleiben. Dabei wäre zu vermuten, dass es im Rahmen einer malignen Transformation von Zellen zu einer Unterdrückung des supprimierenden Einflusses auf den Zellzyklus kommt. Zwar konnten wir in unserer Genexpressionsanalyse keinen Hinweis darauf finden, dass diese Hemmung auf Transkriptions-Level stattfindet. Es wäre jedoch denkbar, dass dies auf einer anderen Ebene geschieht, zum Beispiel durch posttranslationale Modifikation oder direkte Protein-Protein-Interaktion.

Ein anderer Mechanismus, durch den GPS2 an der Pathogenese der AML beteiligt sein könnte, beruht auf der Tatsache, dass das Protein als ein Bestandteil des N-CoR-HDAC3-Korepressor-Komplexes identifiziert wurde. Im Falle einer Aktivierung entfaltet dieser Komplex eine negative Beeinflussung der Transkription und eine damit verbundene Inaktivierung des JNK-Signalweges [143]. Eine mögliche Dysfunktion des N-CoR-HDAC3-Korepressor-Komplexes könnte zu einer überschießenden JNK-Inaktivierung und dadurch zu einer fehlenden AP-1-Transaktivierung führen. AP-1 ist an der Regulation von Zellwachstum und -teilung beteiligt [31] und eine Dysregulation dieses Proteins wird mit der Onkogenese in Verbindung gebracht [143]. So konnte gezeigt werden, dass eine, durch Fehlen zweier nukleärer Rezeptoren induzierte AML in Mäusen mit einer herunterregulierten AP-1-Expression einhergeht [93].

Die Frage nach der genauen Bedeutung der Interaktion zwischen GPS2 und Zyklin A1 sowohl in der Spermatogenese als auch in der Hämatopoese und Leukämogenese muss weiter offen bleiben. Interessant ist aber, dass mit einer Interaktion der beiden Proteine eine direkte Verbindung zwischen Signaltransduktion und Zellzyklusregulation hergestellt wäre.

Weitere Untersuchungen werden nötig sind, um eine Aussage darüber treffen zu können, ob sich GPS2 als Ansatzpunkt einer spezifischen Leukämie-Therapie eignet.

5.4 Ubc9

Ubc9 (ubiquitin-conjugating enzyme 9) ist als sogenanntes konjugierendes E2-Protein (conjugating E2 protein) Bestandteil des SUMO-Konjugationssystems (small ubiquitin-like modifier). Die Aufgabe dieses Enzym-Systems besteht darin, die Bindung des SUMO-Proteins an ein Zielprotein zu katalysieren. Dieser Prozess wird als

SUMOylierung bezeichnet und ist eine Form der posttranslationalen Modifikation, mit dessen Hilfe die Aktivität enzymatischer Proteine moduliert wird [91; 136]. Eine Reihe unterschiedlichster Signaltransduktionswege innerhalb der Zelle werden auf diese Weise reguliert, wobei sich die Modifikation in der Regel einen inhibitorischen Einfluss auf das Zielprotein ausübt [92].

Ubc9 ist dabei das bislang einzige bekannte Protein, das die Bindung des SUMO-Proteins an das Substratprotein katalysiert [54]. Daneben scheint Ubc9 auch bei der Erkennung potentieller Substrate von Bedeutung zu sein [3].

SUMOylierung und damit Ubc9 als Bestandteil dieses Systems spielt in der Spermatogenese eine bedeutende Rolle. So wird vermutet, dass die SUMOylierung bestimmter Enzyme für die Zusammenlagerung der nicht-homologen Chromosomen und damit den Austausch genetischen Materials während der Reifung der Spermazellen von Bedeutung ist. Darüber hinaus ist es wahrscheinlich, dass das SUMO-Protein auch an der vorübergehenden Inaktivierung der Geschlechtschromosomen während der Meiose beteiligt ist [132].

Die Bedeutung der SUMOylierung während der Spermatogenese spiegelt sich auch in den Resultaten unserer quantitativen Untersuchungen wider, in denen wir eine deutlich gesteigerte Ubc9-Expression im Hodengewebe nachweisen konnten (siehe Abbildung 4.1).

Die von uns durchgeführte Analyse der AML-Knochenmarkproben ergab, dass bei Patienten, die an einer akuten Promyelozytenleukämie erkrankt waren, höhere Ubc9-Expressionen messbar waren als bei Patienten mit anderen AML-Unterformen oder bei Probanden mit gesundem Knochenmark (siehe Abbildung 4.5B). Dieses Ergebnis ist deshalb von besonderem Interesse, weil gezeigt werden konnte, dass PML-RARα, das als Produkt bei t(15;17)-Translokation entsteht und in der Pathogenese der APL von zentraler Bedeutung ist, durch Konjugation mit dem SUMO-Protein modifiziert wird [26; 58]. Ebenso wie PML-RARα unterliegt auch PML selbst einer SUMO-abhängigen Modifikation. Quimby et al. lieferten kürzlich mit ihrer Arbeit Hinweise darauf, dass sowohl PML als auch PML-RARα nicht nur einfache Substrate für die SUMOylierung darstellen, sondern darüber hinaus regulieren, welche Substrate mit Hilfe des SUMO-Konjugationssystems modifiziert werden [108]. Bemerkenswerterweise unterscheidet sich das Substrat-Profil der beiden Proteine voneinander, was ein Hinweis dafür sein könnte, dass die regulierende Funktion von PML-RARα verändert ist. Darüber hinaus entzieht sich PML-RARα einem Abbau in den sogenannten PML-Kernkörpern, was dazu führen könnte, dass Substrate an unangemessenen Orten innerhalb der Zelle SUMOyliert werden und somit möglicherweise eine pathologische Funktion annehmen [108]. Es wäre denkbar, dass diese veränderte Regulation der SUMOylierung und damit indirekt auch Ubc9 als Bestandteil des Konjugationssystems zur Entstehung der APL beiträgt.

Einschränkend soll hinzugefügt werden, dass nur eine kleine Anzahl der von uns untersuchten Patienten an einer APL erkrankt waren (n = 2) und dass diese Messungen mit einem größeren Patientenkollektiv wiederholt werden sollten. Allerdings lässt sich anhand unserer Daten eine Tendenz erkennen, die gut mit den Erkenntnissen der Literatur in Einklang zu bringen sind.

Neuere Erkenntnisse, die erst kürzlich von Geletu et al. publiziert wurden, zeigen, dass Ubc9 bzw. SUMOylierung möglicherweise auch für die Pathogenese anderer Formen der AML von Bedeutung ist [34]. Der Transkriptionsfaktor C/EBPα ist ein entscheidender Regulator der granulozytären Differenzierung [109]. In 10 % der AML-Erkrankungen, die überwiegend den Unterformen M1 und M2 zugeordnet werden können, lässt sich innerhalb dieses Genes eine Mutation nachweisen [107]. Das infolge dieser Mutation veränderte Protein C/EBPαp30 führt zu einer gesteigerten Ubc9-Expression und einer damit verbundenen SUMOylierung des physiologischen C/EBPα-Proteins, welches nun nicht mehr in der Lage ist, die Transkription des Granulozyten-stimulierenden Faktors (granulocyte colony-stimulating factor, G-CSF) zu initiieren. In der Folge kommt es durch mangelnde Ausreifung der hämatopoetischen Vorläuferzellen und einer gesteigerten Proliferation zur Entstehung einer AML [34]. Somit konnte hier eine direkte Verbindung zwischen Ubc9 und der Pathogenese der AML hergestellt werden.

An dieser Stelle soll kurz erwähnt werden, dass das SUMO-Konjugationssystem auch an der Regulation einiger in der Krebsentstehung bedeutsamer Signaltransduktionswege beteiligt ist, darunter der STAT- und der WNT-Signalweg [57; 128]. Darüber hinaus wird auch p53 durch SUMOylierung modifiziert, allerdings ist bislang unklar, ob es dabei zu einer Aktivierung oder einer Inhibierung des zentralen Tumorsuppressorproteins kommt [92].

Es wird ersichtlich, dass Ubc9 auf vielfältige Art und Weise an der AML-Entstehung beteiligt sein könnte. Ein besonderes Augenmerk zukünftiger Untersuchungen sollte aber sicher auf der Interaktion mit Zyklin A1 liegen, da diese ein entscheidender pathogenetischer Mechanismus insbesondere bei der akuten Promyelozytenleukämie darstellen könnte.

5.5 ARID2

Eine Gensequenz, die von Diederichs et al. ebenfalls als Interaktionspartner des Zyklin A1-CDK2-Komplexes identifiziert und mit der Bezeichnung DKFZ p686G052 belegt worden war, konnte kürzlich dem Protein ARID2 (ARID = AT-rich interaction domaine) zugeordnet werden. Dieses Protein besteht aus 1835 Aminosäuren und beinhaltet an seinem c-terminalen Ende eine AT-reiche Interaktionsdomäne. Proteine der verschiedenen ARID-Unterfamilien zeichnen sich für eine Vielzahl wichtiger zellulärer Prozesse verantwortlich, darunter Zellwachstum und Differenzierung [135].

ARID2 ist das Ortholog des in der Gattung Drosophila vorkommenden Proteins BAP170. BAP170 ist Bestandteil des PBAP-Enzymkomplexes, der seinerseits zu der Gruppe der SWI/SNF-Chromatin-modellierenden Komplexe gehört [87]. Die Aufgabe der Chromatin-modellierenden Enzymkomplexe besteht darin, die in Form von Nukleosomen vorliegende genomische DNA der Zelle durch strukturelle Modifikationen wichtigen zellulären Prozessen, wie zum Beispiel der Transkription von Genen oder der Reparatur von DNA-Doppelstrangbrüchen, zugänglich zu machen. Sie stellen damit eine wichtige Komponente in der Regulation zellulärer Genexpression und für die Integrität des Genoms dar [11; 145].

Im Rahmen der von uns durchgeführten Genexpressionsanalyse konnten wir für ARID2 im Hodengewebe eine gegenüber normalem Knochenmark signifikant höhere Expression nachweisen (siehe Abbildung 4.1). Dies könnte ein Indiz dafür sein, dass dieses Protein eine zentrale Rolle in der Regulation der meiotischen Zellteilung einnimmt.

Hinsichtlich dieser Fragestellung wäre es interessant, anhand eines Mausmodells zu untersuchen, ob transgene Mäuse ohne intaktes *ARID2*-Gen eine funktionierende Spermatogenese aufweisen oder infertil sind.

Die Analyse der Knochenmarkproben brachte die interessante Erkenntnis, dass AML-Patienten gegenüber gesunden Probanden eine signifikant höhere ARID2-Expression aufwiesen (siehe Abbildung 4.3A). In der Literatur finden sich Hinweise darauf, dass Chromatin-modellierende Komplexe an der Entstehung maligner Tumorerkrankungen beteiligt sind [59; 137]. Des weiteren konnte gezeigt werden, dass verschiedene Tumorformen mit einer Überexpression einer der Untereinheiten der Chromatin-modellierenden Komplexe einhergeht. So zeichnen sich gewisse Formen des Ovarialkarzinoms durch eine Rsf-1-Überexpression aus. Rsf-1 ist Bestandteil des RSF-Komplex (RSF = remodeling and spacing factor) [17].

Lange Zeit ging man davon aus, dass Chromatin-modellierende-Komplexe ausschließlich mit einer gesteigerten Transkription assoziiert sind [59].

Im Zuge weitergehender Untersuchungen stellte sich aber heraus, dass die Komplexe bzw. Untereinheiten der Komplexe auch tumorsupprimierende Eigenschaften besitzen. So konnte gezeigt werden, dass SNF5, eine Untereinheit des SWI/SNF-Komplexes, in Rhabdomyosarkomen in einer inaktivierten Form vorliegt und dass Tumoren des Pankreas, der Lunge, des Brustgewebes und der Prostata häufig mit einer Mutation im BRG1-Gen, ebenfalls einer Untereinheit des SWI/SNF-Komplexes, assoziiert sind [111].

In Anbetracht der signifikant gesteigerten ARID2-Expression in den Knochenmarkproben der AML-Patienten wäre hier aber eher davon auszugehen, dass ARID2 an der Entstehung einer AML beteiligt sein könnte, indem die DNA für proliferationsfördernde Transkriptionsfaktoren verstärkt zugänglich gemacht wird. Eine Interaktion zwischen Zyklin A1 und ARID2 ist deshalb besonders interessant, weil sich damit eine direkte Verbindung zwischen Zellzyklusregulation und Modifikation der Genexpression herstellen lässt.

Darüberhinaus wäre es aber auch denkbar, dass ARID2 bei der Differenzierung funktionsfähiger Leukozyten aus den hämatopoetischen Vorläuferzellen eine Rolle spielt. Auch dadurch ließe sich die gesteigerte ARID2-Expression im AML-Knochenmark, in dem die ausreifende Hämatopoese durch die monoklonale Proliferation der Blastenzellen verdrängt wird, erklären.

Insgesamt ergeben sich hieraus interessante Ansätze für weitergehende Untersuchungen. Aufgrund seiner außergewöhnlichen Größe und dem Fehlen einer vollständigen cDNA konnte ARID2 im Rahmen dieser Arbeit nicht in Überexpressionsexperimenten untersucht werden.

5.6 RBM4

RBM4 (RNA-Binding-Motif Protein 4) ist das menschliche Homolog zum Lark-Protein aus der Gattung Drosophila und essentiell für die embryonale Entwicklung [80]. Für Lark konnte nachgewiesen werden, dass es aufgrund seiner Bedeutung für die Integrität des Zytoskelett in der Entwicklung der unbefruchteten weiblichen Eizellen (Oogenese) eine wichtige Rolle spielt. Ein Fehlen des Lark-Proteins resultiert in einer sowohl qualitativ als auch quantitativ reduzierten Oogenese [81]. Auf der Basis dieser Erkenntnisse ist es durchaus denkbar, dass RBM4 für die Regulation der Meiose innerhalb der Spermatogenese von Bedeutung ist. Diese Theorie wird auch durch die Daten unserer Genexpressionsanalyse gestützt, in der wir zeigen konnten, dass die RBM4-Expression im Hodengewebe signifikant größer ist als zum Beispiel in humanen Knochenmarkproben. Zudem konnten für andere Mitglieder aus der Gruppe der RNA-bindenden Proteine (RBM) eine Verbindung zu Spermatogenese hergestellt werden [28].

In Säugetierzellen wird RBM4 eine regulatorische Rolle beim alternativen mRNA-Spleißen zugeordnet [65]. Inwieweit die Interaktion von Zyklin A1 einen modulierenden Einfluss auf die Spleiß-Funktion von RBM4 ausübt, bleibt allerdings unklar. Für andere Zyklin-Unterformen ist die Beteiligung an der Kontrolle von Spleiß-Prozessen beschrieben [21; 47].

Alternatives Spleißen stellt einen möglichen Pathomechanismus in der Entstehung maligner Tumorerkrankungen dar [100]. Interessant hinsichtlich der Frage, ob RBM4 als Regulator dieser posttranskriptionellen Modifikation an der Entstehung einer AML beteiligt sein könnte, ist die Arbeit von Yan et al. Dort konnte gezeigt werden, dass das Auftreten einer Isoform des Translokationsproduktes AML1-ETO, die durch alternatives Spleißen entsteht, im Mausmodell die zügige Entwicklung einer akuten myeloischen Leukämie zur Folge hat [140]. Es wäre denkbar, dass RBM4 durch seine regulatorische Wirkung bei Spleiß-Vorgängen die Synthese onkogener Proteinvarianten und damit möglicherweise auch die Leukämogenese begünstigt. Für den Fall, dass RMB4 tatsächlich an der Entstehung einer AML beteiligt ist, zeigen die Ergebnisse dieser Arbeit aber, dass eine Überexpression des Proteins dafür offenbar keine Voraussetzung ist.

5.7 INCA1

Bei INCA1 (Inhibitor of CDK interacting with Cyclin A1), einem der drei Proteine, die im Rahmen der Suche nach Interaktionspartnern des Zyklin A1-CDK2-Komplexes zum ersten Mal überhaupt beschrieben wurden, handelt es sich um ein aus 221 Aminosäuren aufgebautes, nukleäres Protein, dessen Gensequenz auf dem humanen Chromosom 17 lokalisiert werden konnte. Die von uns durchgeführten Westernblot-Analysen der INCA1-überexprimierenden Zelllinie ergaben ein Molekulargewicht von etwa 36 kDa. Das gegenüber der vorausberechneten Größe von 25,2 kDa größere Gewicht *in vivo* war bereits von Diederichs et al. beschrieben worden und ist vermutlich auf posttranslationale Modifikationen zurückzuführen [22]. Funktionelle Untersuchungen, die in unserer Arbeitsgruppe vor Beginn dieser Arbeit durchgeführt worden waren, hatten eine inhibitorische Wirkung des Proteins auf die CDK-Aktivität zeigen können, was schließlich zu der Benennung INCA1 geführt hatte.

Die Auswertung unserer Genexpressionsanalyse bestätigte zunächst die von Diederichs et al. publizierten Ergebnisse. Wir konnten im Hodengewebe eine gegenüber normalem Knochenmark signifikant gesteigerte INCA1-Expression nachweisen (siehe Abbildung 4.1).

Darüberhinaus war bereits gezeigt worden, dass INCA1 auch im Eierstockgewebe vermehrt exprimiert wird [22]. Diese Tatsache könnte auf eine mögliche Bedeutung dieses Proteins für die meiotischen Zellteilung hindeuten.

Eine interessante Entdeckung erbrachte die differenzierte Analyse der INCA1-Expression unter Berücksichtigung des in den AML-Proben bestimmten FLT3-Rezeptorstatus.

FLT3 (FMS-like tyrosin kinase 3) ist eine Rezeptor-Tyrosinkinase, die in der Proliferation und Differenzierung hämatopoetischer Vorläuferzellen eine wichtige Rolle spielt [37]. Bei etwa einem Drittel der Patienten mit einer diagnostizierten AML lassen sich Mutationen innerhalb des *FLT3*-Genes nachweisen, wobei etwa 25 % dieser Mutationen in Form einer sogenannten „internal tandem duplication" (ITD) auftreten [119]. Der Nachweis einer *FLT3*-ITD-Mutation bei AML-Patienten ist mit einer schlechten Prognose hinsichtlich des rezidivfreien Überlebens und des Gesamtüberlebens assoziiert, vor allem dann, wenn die Leukämiezellen zytogenetisch einen normalen Karyotyp aufweisen [4]. Ursächlich für die ungünstige Prognose ist dabei vor allem die erhöhte Rezidivneigung bei Patienten mit dieser Mutation [121].

In unseren Untersuchungen konnte gezeigt werden, dass Patienten mit nachgewiesener ITD-Mutation in ihrem FLT3-Rezeptor eine signifikant höhere relative INCA1-Expression aufwiesen, als Patienten mit einem Wildtyp-Status ($p = 0{,}036$). Es stellt sich hier die Fragen nach einem möglichen funktionellen Zusammenhang. Erst kürzlich wurde publiziert, dass Mutationen, die eine konstitutionelle, d.h. unregulierte Aktivierung des FLT3-Rezeptors bewirken, die Expression von potentiellen Tumorsuppressorproteinen induzieren können [78]. In diesem konkreten Fall handelte es sich um die *FLT3*-D835V-Mutation. Diese Form der *FLT3*-Mutation, die in 7 % aller AML-Patienten nachgewiesen werden konnte, resultierte in einer gesteigerten Expression des Tumorsuppressorproteins TSC-22. Möglicherweise spielt *FLT3*-ITD eine ähnliche Rolle bei der Induktion der INCA1-Expression.

Im Rahmen der funktionellen Analyse zeigten die INCA1-überexprimierenden 32D-Zellen neben einer im Vergleich zur Kontrollzelllinie signifikant reduzierten Fähigkeit zur Koloniebildung auch eine deutliche geringere Proliferationsgeschwindigkeit. Diederichs et al. hatten bereits Hinweise auf mögliche tumorsuppressive Eigenschaften von INCA1 finden können. Ein durch Wachstumsfaktor-Mangel ausgelöster Zellzyklusarrest hatte in den entsprechenden 32D-Zellen zu einer Induktion der INCA1-Expression geführt und das INCA1-Protein anschließend über einen G1-Arrest eine Proliferationshemmung bewirkt (Diederichs et al., unveröffentlicht). Desweiteren zeigten mit ultraviolettem Licht bestrahlte Zellen eine p53-vermittelte INCA1-Induktion, die möglicherweise eine erhöhte Apoptoserate zur Folge hat (Müller-Tidow et al., nicht veröffentlicht). Ein weiteres Argument, das für INCA1 als einen Tumorsuppressor spricht, stellt die durchweg niedrige Expression in einer Reihe unterschiedlicher Tumorproben dar [22]. Erst kürzlich konnte in unserer Arbeitsgruppe eine signifikante Herunterregulation der INCA1-Expression in AML-Knochenmarkproben gegenüber gesundem Knochenmark gezeigt werden (Bäumer et al., unveröffentlicht). In der im Rahmen dieser Arbeit durchgeführten Genexpressionsanalyse zeigt sich sowohl für die AML als auch für das normale

Knochenmark eine ähnlich niedrige Expression. Vergleichende Untersuchungen zwischen INCA1-Knockout-Mäusen und Kontrollmäusen konnten erstmals auch *in vivo* tumorsupprimierende Eigenschaften des INCA1-Proteins nachweisen. So war in Mäusen mit zwei defekten *INCA1*-Allelen aufgrund eines Wachstumsvorteils der hämatopoetischen Vorläuferzellen ein deutlich vergrößerter Stammzellpool nachweisbar (Bäumer et al, Manuskript in Vorbereitung).

Zukünftig wird es von großen Interesse sein, die funktionelle Bedeutung der Interaktion zwischen INCA1 und Zyklin A1 in der Entstehung der AML genauer zu analysieren. Darüberhinaus wird natürlich auch die Frage nach dem ursächlichen Mechanismus, der für die offensichtliche Herunterregulation der INCA1-Expression in Leukämiezellen verantwortlich ist, zu klären sein.

5.8 KARCA1 und PROCA1

Im Rahmen der Suche nach Interaktionspartnern des Zyklin A1-CDK2-Komplexes waren zwei weitere Gensequenzen identifiziert worden, die keinem bekannten Protein zugeordnet werden konnten und über deren Funktion bislang nichts bekannt ist. Die erste dieser beiden Sequenzen kodiert für ein 31 kDa großes Protein, bei dem Aminosäurehomologien sowohl für Kelch-Motive als auch für Ankyrin-Wiederholungen gefunden werden konnten. Diese strukturellen Merkmale führten schließlich dazu, dass dieses Protein mit der Bezeichnung KARCA1 (kelch/ankyrin repeat-containing Cyclin A1-interacting protein 1) belegt wurde [22].

Als Kelch-Motiv wird eine Proteinstruktur bezeichnet, die in ihrer Form einem Propeller ähnlich sieht und daher auch β-Propeller genannt wird. Die einzelnen Propellerschaufeln, die sogenannte Kelch-Wiederholungen (kelch-repeats), bestehen aus vier antiparallel angeordneten β-Faltblattstrukturen. Mittlerweile sind eine Vielzahl von Proteinen identifiziert worden, die die Kelch-Motiv-Struktur beinhalten. Diese Proteine führen dabei eine ganze Bandbreite unterschiedlicher Funktionen innerhalb und außerhalb der Zelle aus. Das Aufgabenspektrum reicht dabei von der Aufrechterhaltung der zellulären Struktur, z. B. durch Interaktion mit Aktin, über die Regulation der Genexpression (z. B. bei der Antikörperrekombination) bis hin zur Vermittlung extrazellulärer Wirkungen [1]. Hier wäre beispielhaft das Protein Attractin zu nennen, das von aktivierten T-Lymphozyten exprimiert und sezerniert wird und eine immunmodulatorische Wirkung ausübt [24].

Ankyrin-Wiederholungen spielen in der Protein-Protein-Interaktion eine große Rolle. Die Ankyrin-Domäne besteht aus zwei Alpha-Helices, die durch jeweils eine Schleife voneinander getrennt werden. In einigen Fällen bilden die Schleifen durch Umfaltung eine sogenannte Haarnadel (β-hairpin) aus [86]. Die Kontinuität der Struktur wird dabei hauptsächlich durch hydrophobe Wechselwirkungen und Sauerstoffbrückenbindungen aufrechterhalten. Aufgrund der großen Bedeutung für die Interaktion von Proteinen ist es nicht überraschend, dass auch Ankyrin-Wiederholungen in einer Vielzahl von Proteinen zu finden sind, die an der Transkriptionsregulation, der Kontrolle von Zellzyklus, Zellwachstum und -differenzierung sowie bei der Aufrechterhaltung der Zellstruktur beteiligt sind [70]. Interessanterweise beinhalten auch zahlreiche Tumorsuppressor-Proteine Ankyrin-Wiederholungen, darunter p15, p16, p18, p19 und vor allem p53 [86].

Die strukturellen Eigenschaften des Proteins ließen jedoch keine konkreten Rückschlüsse auf seine Funktion zu. Interessante Ergebnisse hinsichtlich dieser Fragestellung erbrachten aber sowohl unsere Genexpressionsanalyse als auch die funktionellen Untersuchungen. Sowohl im Hodengewebe als auch in den Knochenmarkproben gesunder Probanden zeigte KARCA1 von allen untersuchten Proteinen die größten Expressionswerte (siehe Abbildung 4.1 und 4.2). Darüber hinaus konnten wir in der funktionellen Analyse nachweisen, dass eine KARCA1-Überexpression langfristig zu einer gesteigerten Zellproliferation führt (siehe Abbildung 4.11). Offensichtlich übt die KARCA1-Expression einen proliferationsfördernden Reiz auf die Zellen aus. In Geweben, die sich, wie Hodengewebe und blutbildendes Knochenmark, unter physiologischen Bedingungen durch eine hohe Zellproliferationsrate auszeichnen, ist dies möglicherweise von funktioneller Bedeutung.

Interessanterweise zeigte der Vergleich zwischen normalem Knochenmark und AML-Knochenmark eine deutlich geringere KARCA1-Expression in den Proben der Leukämie-Patienten. Dieses Resultat spiegelte sich, mit Ausnahme der AML-M6, auch bei der Analyse der einzelnen AML-Unterformen wider. Es stellt sich hier also die Frage nach der Ursache und Bedeutung der relativ niedrigen KARCA1-Expression in

AML-Knochenmark, das gegenüber der normalen Hämatopoese eigentlich ein nochmals gesteigertes Zellwachstum aufweist. Hier wäre eine mögliche Erklärung, dass KARCA1 nicht nur für die eigentliche Proliferation von Bedeutung ist, sondern darüberhinaus eine kontrollierende Wirkung auf die sich teilenden Zellen ausübt. Im Rahmen der malignen Entartung der hämatopoetischen Stammzellen könnte es zu einer Herunterregulation der KARCA1-Expression kommen. Ein solcher Mechanismus ist beispielsweise für die T-Zell-Leukämie des Erwachsenen beschrieben, bei der es im Rahmen der Pathogenese zu einer Herunterregulation von CDK-Inhibitoren der Ink4-Familie kommt [123]. Eine andere Erklärung wäre, dass KARCA1 für die Funktion der ausgereiften Leukozyten von größerer Bedeutung ist als für die der weniger ausgereiften Vorläuferzellen. Demnach könnte der deutlich höhere Anteil an differenzierten Zellen im Knochenmark eines gesunden Probanden verglichen mit dem eines AML-Erkrankten die gesteigerte KARCA1-Expression erklären.

Weitergehende Untersuchungen sind nötig, um spezifischere Aussagen bezüglich der genauen Funktion von KARCA1 treffen zu können.

Als problematisch gestaltete sich im Zuge unserer Untersuchungen der Nachweis der Überexpression auf Proteinebene in den transduzierten 32D-Zellen. Trotz verstärkter Bemühungen konnte das KARCA1-Protein mittels einem gegen das c-Myc-Epitop gerichteten Antikörpers nicht nachgewiesen werden. Ein spezifischer Anti-KARCA1-Antikörper ist bis zum heutigen Tag nicht erhältlich. Die Herstellung eines solchen Antikörpers ist technisch sehr aufwendig, sollte aber für die Durchführung kommender Untersuchungen angestrebt werden. Im Rahmen dieser Arbeit wurde die Funktion der KARCA1-überexprimierenden Zelllinie mittels RT-PCR auf mRNA-Ebene nachgewiesen.

Die dritte Sequenz, die neben der von INCA1 und KARCA1 von Diederichs et al. erstmals beschrieben wurde, kodiert für ein aus 336 Aminosäure bestehendes Protein, das im Bereich der Aminosäure Nummer 4 bis Nummer 60 eine Prolin-reiche Region beinhaltet und daher als PROCA1 (proline-rich cyclinA1-interacting protein 1) bezeichnet wurde [22]. Prolin-reiche Regionen sind ebenso wie die Kelch- und die Ankyrin-Motive an Protein-Protein-Interaktionen beteiligt. Für eine Vielzahl von unterschiedlichen Domänen ist eine Interaktion mit Prolin-reichen Interaktionsdomänen beschrieben [56].

In der quantitativen Analyse zeigte PROCA1, ähnlich wie die überwiegende Mehrheit der untersuchten Proteine im Hodengewebe, eine gesteigerte Expression. Sowohl gesundes Knochenmark als auch die Knochenmarkproben der AML-Patienten zeigten dagegen vergleichbar niedrige Expressionswerte. Anhand dieser Daten ließ sich nur schwer eine Aussage darüber treffen, inwiefern PROCA1 an der Entstehung einer AML beteiligt ist. Im Zuge der funktionellen Analysen konnten wir später jedoch zeigen, dass eine PROCA1-Überexpression einen proliferationstimulierenden Effekt auf das Wachstum der 32D-Zellen ausübte, sodass es durchaus möglich erscheint, dass auch PROCA1 in der Pathogenese der AML eine Rolle spielt.

Sowohl KARCA1 als auch PROCA1 haben sich als sehr interessante Interaktionspartner des Zyklin A1-CDK2-Komplexes herausgestellt. Für die genauere Untersuchung der Bedeutung der beiden Proteine in der Hämatopoese sowie der Entstehung der AML sind weitergehende Experimente nötig. In besonderem Maße eignet sich hierbei das Mausmodell, ein potentes Verfahren für die Untersuchung der Zusammenhänge *in vivo*.

5.9 Zusammenfassung und Perspektiven

Das wichtigste Ziel dieser Arbeit bestand darin, Zyklin A1 und die Interaktionspartner des Zyklin A1-CDK2-Komplexes quantitativ und funktionell zu analysieren, um Hinweise auf eine mögliche Beteiligung an der Entstehung der AML zu finden.

Neben den bereits bekannten Proteinen rückten vor allem die drei bislang unbekannten Proteine in den Mittelpunkt des Interesses. Diederichs et al. hatten bereits zeigen können, dass INCA1 CDK-inhibitorische Eigenschaften besitzt [22] und auch in unseren Untersuchungen ließen sich antiproliferative Effekte nachweisen. Somit wäre es denkbar, dass INCA1 als ein Tumorsuppressor-Protein wirkt und einen hemmenden Einfluss auf die Entstehung einer akuten Leukämie ausübt, möglicherweise sogar durch eine direkte Interaktion mit Zyklin A1. Im Gegensatz dazu zeigten sowohl KARCA1 als auch PROCA1 proliferationssteigernde Eigenschaften, wobei insbesondere für KARCA1 auch eine wachstumskontrollierende Funktion in Betracht gezogen werden kann. Beide Proteine könnten somit für die Hämatopoese bzw. die maligne Entartung und anschließende unkontrollierte Proliferation von hämatopoetischen Vorläuferzellen von Bedeutung sein. Inwieweit auch hier die Interaktion mit Zyklin A1 essentiell beteiligt ist, muss durch kommende Untersuchungen geklärt werden. Eine tiefergründige Charakterisierung der funktionellen Zusammenhänge könnte Aufschluss darüber bringen, ob und wenn ja in welcher Form diese Gene bzw. die durch sie kodierte Proteine Angriffspunkte für eine Therapie gegen die akute myeloische Leukämie bieten. Zu diesem Zweck wäre es sinnvoll, zunächst weitere Untersuchungen *in vivo* durchzuführen. Für diese Studien eignet sich in besonderem Maße das Mausmodell, das sich aufgrund großer Ähnlichkeiten mit dem menschlichen Genom [134] als weit verbreitetes Modell des hämatopoetischen Systems etabliert hat. Mit Hilfe transgener Mäuse, in denen die Proteine von Interesse entweder inaktiviert oder hochreguliert werden können, ließen sich mögliche Einflüsse auf Zellwachstum, -proliferation und -differenzierung innerhalb eines komplexen Organismus genauer untersuchen [6].

Über die bereits bekannten Proteine konnten ebenfalls interessante Erkenntnisse gewonnen werden. Dies gilt in besonderem Maße für Ku70, für das aufgrund der Erkenntnisse aus der Literatur und in Anbetracht der aus dieser Arbeit hervorgegangenen Ergebnisse eine zentrale Rolle in der Tumorsuppression diskutiert werden kann. Ebenso vielversprechend erscheint die weitere Analyse von ARID2. Im Vordergrund wird hier zunächst die Herstellung eines Überexpressionskonstruktes stehen, was im Rahmen dieser Arbeit trotz intensiver Bemühungen nicht gelungen ist. Anschließend könnten Experimente sowohl *in vitro* als auch *in vivo* Einblicke in mögliche Funktionen von ARID2 im Rahmen der Zellzyklusregulation geben. Darüberhinaus hat auch die Untersuchung von Ubc9 und GPS2 gezeigt, dass beide Proteine bei der Entstehung einer AML eine Rolle spielen könnten. Ubc9 scheint dabei vor allem im Rahmen der Pathogenese der akuten Promyelozytenleukämie von Bedeutung zu sein.

Abbildung 5.1 fasst die bislang im Rahmen dieser Arbeit gesammelten Erkenntnisse schematisch zusammen.

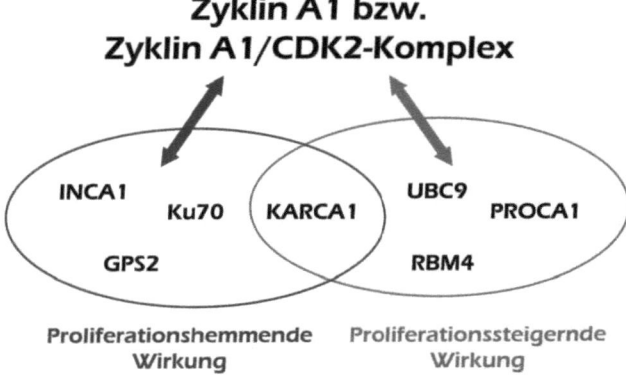

Abbildung 5.1: Schematische Darstellung der Wirkung der Interaktionspartner von Zyklin A1 bzw. des Zyklin A1/CDK2-Komplexes innerhalb der Zellzyklusregulation. Aufgrund der vorliegenden Daten kann für KARCA1 z. Zt. sowohl eine proliferationshemmende als auch eine proliferationssteigernde Wirkung diskutiert werden.

Somit lässt sich zusammenfassend feststellen, dass auch nach Abschluss dieser Arbeit Zyklin A1 und die Interaktionspartner des Zyklin A1-CDK-Komplexes interessante Ansatzpunkte für die Erforschung der akuten myeloischen Leukämie bleiben.

Diese Arbeit ist Grundlage für weitere Untersuchungen, die, bedingt durch die Vielzahl der identifizierten Interaktionspartner, in verschiedenste Richtungen fortgeführt werden können. Diese Untersuchungen werden zeigen müssen, ob sich dabei vielversprechende Erkenntnisse hinsichtlich der Pathogenese der AML ergeben und ob sich diese in die Entwicklung spezifischerer und wirksamerer Medikamente in der Therapie der Erkrankung ummünzen lassen.

6 Literaturverzeichnis

1 Adams, J., Kelso, R., et al. (2000) The kelch repeat superfamily of proteins: propellers of cell function. Trends Cell Biol **10**:S. 17-24.
2 Attar, E. C. und Scadden, D. T. (2004) Regulation of hematopoietic stem cell growth. Leukemia **18**:S. 1760-8.
3 Bernier-Villamor, V., Sampson, D. A., et al. (2002) Structural basis for E2-mediated SUMO conjugation revealed by a complex between ubiquitin-conjugating enzyme Ubc9 and RanGAP1. Cell **108**:S. 345-56.
4 Bienz, M., Ludwig, M., et al. (2005) Risk assessment in patients with acute myeloid leukemia and a normal karyotype. Clin Cancer Res **11**:S. 1416-24.
5 Blaise, D., Vey, N., et al. (2007) Current status of reduced-intensity-conditioning allogeneic stem cell transplantation for acute myeloid leukemia. Haematologica **92**:S. 533-41.
6 Bockamp, E., Maringer, M., et al. (2002) Of mice and models: improved animal models for biomedical research. Physiol Genomics **11**:S. 115-32.
7 Böcker, D., Denk, H., et al. (2001). Pathologie. In: Urban & Fischer, München/Jena, 2. Auflage, S.484.
8 Breems, D. A. und Lowenberg, B. (2007) Acute myeloid leukemia and the position of autologous stem cell transplantation. Semin Hematol **44**:S. 259-66.
9 Castedo, M., Perfettini, J. L., et al. (2002) Cyclin-dependent kinase-1: linking apoptosis to cell cycle and mitotic catastrophe. Cell Death Differ **9**:S. 1287-93.
10 Celli, G. B., Denchi, E. L., et al. (2006) Ku70 stimulates fusion of dysfunctional telomeres yet protects chromosome ends from homologous recombination. Nat Cell Biol **8**:S. 885-90.
11 Chai, B., Huang, J., et al. (2005) Distinct roles for the RSC and Swi/Snf ATP-dependent chromatin remodelers in DNA double-strand break repair. Genes Dev **19**:S. 1656-61.
12 Chang, B. Y., Conroy, K. B., et al. (1998) RACK1, a receptor for activated C kinase and a homolog of the beta subunit of G proteins, inhibits activity of src tyrosine kinases and growth of NIH 3T3 cells. Mol Cell Biol **18**:S. 3245-56.

13 Chen, R. E. und Thorner, J. (2007) Function and regulation in MAPK signaling pathways: lessons learned from the yeast Saccharomyces cerevisiae. Biochim Biophys Acta **1773**:S. 1311-40.

14 Cheson, B. D., Bennett, J. M., et al. (2003) Revised recommendations of the International Working Group for Diagnosis, Standardization of Response Criteria, Treatment Outcomes, and Reporting Standards for Therapeutic Trials in Acute Myeloid Leukemia. J Clin Oncol **21**:S. 4642-9.

15 Coverley, D., Pelizon, C., et al. (2000) Chromatin-bound Cdc6 persists in S and G2 phases in human cells, while soluble Cdc6 is destroyed in a cyclin A-cdk2 dependent process. J Cell Sci **113 (Pt 11)**:S. 1929-38.

16 Daly, G. und Chernajovsky, Y. (2000) Recent developments in retroviral-mediated gene transduction. Mol Ther **2**:S. 423-34.

17 Davidson, B., Trope, C. G., et al. (2006) Expression of the chromatin remodeling factor Rsf-1 is upregulated in ovarian carcinoma effusions and predicts poor survival. Gynecol Oncol **103**:S. 814-9.

18 Degenhardt, Y. Y. und Silverstein, S. J. (2001) Gps2, a protein partner for human papillomavirus E6 proteins. J Virol **75**:S. 151-60.

19 Deschler, B. und Lubbert, M. (2006) Acute myeloid leukemia: epidemiology and etiology. Cancer **107**:S. 2099-107.

20 Deshpande, A., Sicinski, P., et al. (2005) Cyclins and cdks in development and cancer: a perspective. Oncogene **24**:S. 2909-15.

21 Dickinson, L. A., Edgar, A. J., et al. (2002) Cyclin L is an RS domain protein involved in pre-mRNA splicing. J Biol Chem **277**:S. 25465-73.

22 Diederichs, S., Baumer, N., et al. (2004) Identification of interaction partners and substrates of the cyclin A1-CDK2 complex. J Biol Chem **279**:S. 33727-41.

23 Diederichs, S., Baumer, N., et al. (2005) Expression patterns of mitotic and meiotic cell cycle regulators in testicular cancer and development. Int J Cancer **116**:S. 207-17.

24 Duke-Cohan, J. S., Gu, J., et al. (1998) Attractin (DPPT-L), a member of the CUB family of cell adhesion and guidance proteins, is secreted by activated human T lymphocytes and modulates immune cell interactions. Proc Natl Acad Sci U S A **95**:S. 11336-41.

25 Dulic, V., Lees, E., et al. (1992) Association of human cyclin E with a periodic G1-S phase protein kinase. Science 257:S. 1958-61.

26 Duprez, E., Saurin, A. J., et al. (1999) SUMO-1 modification of the acute promyelocytic leukaemia protein PML: implications for nuclear localisation. J Cell Sci 112 (Pt 3):S. 381-93.

27 Ekberg, J., Holm, C., et al. (2005) Expression of cyclin A1 and cell cycle proteins in hematopoietic cells and acute myeloid leukemia and links to patient outcome. Eur J Haematol 75:S. 106-15.

28 Elliott, D. J. (2004) The role of potential splicing factors including RBMY, RBMX, hnRNPG-T and STAR proteins in spermatogenesis. Int J Androl 27:S. 328-34.

29 Estey, E. (2007) Acute myeloid leukemia and myelodysplastic syndromes in older patients. J Clin Oncol 25:S. 1908-15.

30 Estey, E. und Dohner, H. (2006) Acute myeloid leukaemia. Lancet 368:S. 1894-907.

31 Friedman, A. D. (2007) C/EBPalpha induces PU.1 and interacts with AP-1 and NF-kappaB to regulate myeloid development. Blood Cells Mol Dis 39:S. 340-3.

32 Fritsch, S., Buske, C., et al. (2007) [Therapy of acute myeloid leukemia (AML) for medically non-fit patients]. Med Klin (Munich) 102:S. 324-9.

33 Fuchs, R. (2002). Akute myeloische Leukämie. Therapie - Forschung - Perspektiven. In: UNI-MED Science, 1. Auflage, S.17-18.

34 Geletu, M., Balkhi, M. Y., et al. (2007) Target proteins of C/EBPalphap30 in AML: C/EBPalphap30 enhances sumoylation of C/EBPalphap42 via up-regulation of Ubc9. Blood 110:S. 3301-9.

35 Gerard, G. F., Potter, R. J., et al. (2002) The role of template-primer in protection of reverse transcriptase from thermal inactivation. Nucleic Acids Res 30:S. 3118-29.

36 Gilliland, D. G. (2001) Hematologic malignancies. Curr Opin Hematol 8:S. 189-91.

37 Gilliland, D. G. und Griffin, J. D. (2002) The roles of FLT3 in hematopoiesis and leukemia. Blood 100:S. 1532-42.

38 Gollard, R. P., Robbins, B. A., et al. (1996) Acute myelogenous leukemia presenting with bulky lymphadenopathy. Case report and literature review. Acta Haematol 95:S. 129-34.

39 Greenberger, J. S., Sakakeeny, M. A., et al. (1983) Demonstration of permanent factor-dependent multipotential (erythroid/neutrophil/basophil) hematopoietic progenitor cell lines. Proc Natl Acad Sci U S A **80**:S. 2931-5.

40 Gullo, C., Au, M., et al. (2006) The biology of Ku and its potential oncogenic role in cancer. Biochim Biophys Acta **1765**:S. 223-34.

41 Haferlach, T., Bacher, U., et al. (2007) Diagnostic pathways in acute leukemias: a proposal for a multimodal approach. Ann Hematol **86**:S. 311-27.

42 Hagting, A., Jackman, M., et al. (1999) Translocation of cyclin B1 to the nucleus at prophase requires a phosphorylation-dependent nuclear import signal. Curr Biol **9**:S. 680-9.

43 Hamer, G., Roepers-Gajadien, H. L., et al. (2003) Function of DNA-protein kinase catalytic subunit during the early meiotic prophase without Ku70 and Ku86. Biol Reprod **68**:S. 717-21.

44 Harris, N. L., Jaffe, E. S., et al. (1999) The World Health Organization classification of neoplastic diseases of the hematopoietic and lymphoid tissues. Report of the Clinical Advisory Committee meeting, Airlie House, Virginia, November, 1997. Ann Oncol **10**:S. 1419-32.

45 Heim, S. und Mitelman, F. (1992) Cytogenetic analysis in the diagnosis of acute leukemia. Cancer **70**:S. 1701-9.

46 Henglein, B., Chenivesse, X., et al. (1994) Structure and cell cycle-regulated transcription of the human cyclin A gene. Proc Natl Acad Sci U S A **91**:S. 5490-4.

47 Herrmann, C. H. und Mancini, M. A. (2001) The Cdk9 and cyclin T subunits of TAK/P-TEFb localize to splicing factor-rich nuclear speckle regions. J Cell Sci **114**:S. 1491-503.

48 Ishimi, Y., Komamura-Kohno, Y., et al. (2000) Inhibition of Mcm4,6,7 helicase activity by phosphorylation with cyclin A/Cdk2. J Biol Chem **275**:S. 16235-41.

49 Ivanchuk, S. M. und Rutka, J. T. (2004) The cell cycle: accelerators, brakes, and checkpoints. Neurosurgery **54**:S. 692-9; discussion 699-700.

50 Jaenisch, R. und Young, R. (2008) Stem cells, the molecular circuitry of pluripotency and nuclear reprogramming. Cell **132**:S. 567-82.

51 Jansen, J., Hanks, S., et al. (2005) Transplantation of hematopoietic stem cells from the peripheral blood. J Cell Mol Med 9:S. 37-50.

52 Ji, P., Agrawal, S., et al. (2005) Cyclin A1, the alternative A-type cyclin, contributes to G1/S cell cycle progression in somatic cells. Oncogene 24:S. 2739-44.

53 Jin, D. Y., Teramoto, H., et al. (1997) A human suppressor of c-Jun N-terminal kinase 1 activation by tumor necrosis factor alpha. J Biol Chem 272:S. 25816-23.

54 Johnson, E. S. (2004) Protein modification by SUMO. Annu Rev Biochem 73:S. 355-82.

55 Kaushansky, K. (2006) Hematopoietic growth factors, signaling and the chronic myeloproliferative disorders. Cytokine Growth Factor Rev 17:S. 423-30.

56 Kay, B. K., Williamson, M. P., et al. (2000) The importance of being proline: the interaction of proline-rich motifs in signaling proteins with their cognate domains. Faseb J 14:S. 231-41.

57 Kikuchi, A., Kishida, S., et al. (2006) Regulation of Wnt signaling by protein-protein interaction and post-translational modifications. Exp Mol Med 38:S. 1-10.

58 Kim, Y. E., Kim, D. Y., et al. (2005) Requirement of the coiled-coil domain of PML-RARalpha oncoprotein for localization, sumoylation, and inhibition of monocyte differentiation. Biochem Biophys Res Commun 330:S. 746-54.

59 Klochendler-Yeivin, A., Muchardt, C., et al. (2002) SWI/SNF chromatin remodeling and cancer. Curr Opin Genet Dev 12:S. 73-9.

60 Knapper, S. (2007) FLT3 inhibition in acute myeloid leukaemia. Br J Haematol 138:S. 687-99.

61 Koike, M. (2002) Dimerization, translocation and localization of Ku70 and Ku80 proteins. J Radiat Res (Tokyo) 43:S. 223-36.

62 Kolb, H. J., Schattenberg, A., et al. (1995) Graft-versus-leukemia effect of donor lymphocyte transfusions in marrow grafted patients. Blood 86:S. 2041-50.

63 Kramer, A., Hochhaus, A., et al. (1998) Cyclin A1 is predominantly expressed in hematological malignancies with myeloid differentiation. Leukemia 12:S. 893-8.

64 Krug, U., Serve, H., et al. (2007) New molecular therapy targets in acute myeloid leukemia. Recent Results Cancer Res 176:S. 243-62.

65 Lai, M. C., Kuo, H. W., et al. (2003) A novel splicing regulator shares a nuclear import pathway with SR proteins. Embo J **22**:S. 1359-69.
66 Lakin, N. D. und Jackson, S. P. (1999) Regulation of p53 in response to DNA damage. Oncogene **18**:S. 7644-55.
67 Lessard, J., Faubert, A., et al. (2004) Genetic programs regulating HSC specification, maintenance and expansion. Oncogene **23**:S. 7199-209.
68 Li, G. C., Ouyang, H., et al. (1998) Ku70: a candidate tumor suppressor gene for murine T cell lymphoma. Mol Cell **2**:S. 1-8.
69 Li, H., Vogel, H., et al. (2007) Deletion of Ku70, Ku80, or Both Causes Early Aging without Substantially Increased Cancer. Mol Cell Biol **27**:S. 8205-14.
70 Li, J., Mahajan, A., et al. (2006) Ankyrin repeat: a unique motif mediating protein-protein interactions. Biochemistry **45**:S. 15168-78.
71 Li, J., Meyer, A. N., et al. (1997) Nuclear localization of cyclin B1 mediates its biological activity and is regulated by phosphorylation. Proc Natl Acad Sci U S A **94**:S. 502-7.
72 Li, W. und Ma, H. (2006) Double-stranded DNA breaks and gene functions in recombination and meiosis. Cell Res **16**:S. 402-12.
73 Liao, C., Wang, X. Y., et al. (2001) Altered myelopoiesis and the development of acute myeloid leukemia in transgenic mice overexpressing cyclin A1. Proc Natl Acad Sci U S A **98**:S. 6853-8.
74 Linker, C. A. (2003) Autologous stem cell transplantation for acute myeloid leukemia. Bone Marrow Transplant **31**:S. 731-8.
75 Liu, D., Matzuk, M. M., et al. (1998) Cyclin A1 is required for meiosis in the male mouse. Nat Genet **20**:S. 377-80.
76 Loose, M., Swiers, G., et al. (2007) Transcriptional networks regulating hematopoietic cell fate decisions. Curr Opin Hematol **14**:S. 307-14.
77 Lowenberg, B., Downing, J. R., et al. (1999) Acute myeloid leukemia. N Engl J Med **341**:S. 1051-62.
78 Lu, Y., Kitaura, J., et al. (2007) Identification of TSC-22 as a potential tumor suppressor that is upregulated by Flt3-D835V but not Flt3-ITD. Leukemia **21**:S. 2246-57.

79 Lutz, P. G., Moog-Lutz, C., et al. (2002) Signaling revisited in acute promyelocytic leukemia. Leukemia **16**:S. 1933-9.

80 Markus, M. A. und Morris, B. J. (2006) Lark is the splicing factor RBM4 and exhibits unique subnuclear localization properties. DNA Cell Biol **25**:S. 457-64.

81 McNeil, G. P., Smith, F., et al. (2004) The Drosophila RNA-binding protein Lark is required for the organization of the actin cytoskeleton and Hu-li tai shao localization during oogenesis. Genesis **40**:S. 90-100.

82 Meek, K., Gupta, S., et al. (2004) The DNA-dependent protein kinase: the director at the end. Immunol Rev **200**:S. 132-41.

83 Metcalf, D. (1977) Hemopoietic colonies: in vitro cloning of normal and leukemic cells. Recent Results Cancer Res:S. Title page, 1-227.

84 Morgan, D. O. (1997) Cyclin-dependent kinases: engines, clocks, and microprocessors. Annu Rev Cell Dev Biol **13**:S. 261-91.

85 Morita, S., Kojima, T., et al. (2000) Plat-E: an efficient and stable system for transient packaging of retroviruses. Gene Ther **7**:S. 1063-6.

86 Mosavi, L. K., Cammett, T. J., et al. (2004) The ankyrin repeat as molecular architecture for protein recognition. Protein Sci **13**:S. 1435-48.

87 Moshkin, Y. M., Mohrmann, L., et al. (2007) Functional differentiation of SWI/SNF remodelers in transcription and cell cycle control. Mol Cell Biol **27**:S. 651-61.

88 Mrozek, K. und Bloomfield, C. D. (2006) Chromosome aberrations, gene mutations and expression changes, and prognosis in adult acute myeloid leukemia. Hematology Am Soc Hematol Educ Program:S. 169-77.

89 Muller, C., Yang, R., et al. (1999) c-myb transactivates the human cyclin A1 promoter and induces cyclin A1 gene expression. Blood **94**:S. 4255-62.

90 Muller, C., Yang, R., et al. (2000) The aberrant fusion proteins PML-RAR alpha and PLZF-RAR alpha contribute to the overexpression of cyclin A1 in acute promyelocytic leukemia. Blood **96**:S. 3894-9.

91 Muller, S., Hoege, C., et al. (2001) SUMO, ubiquitin's mysterious cousin. Nat Rev Mol Cell Biol **2**:S. 202-10.

92 Muller, S., Ledl, A., et al. (2004) SUMO: a regulator of gene expression and genome integrity. Oncogene **23**:S. 1998-2008.

93 Mullican, S. E., Zhang, S., et al. (2007) Abrogation of nuclear receptors Nr4a3 and Nr4a1 leads to development of acute myeloid leukemia. Nat Med **13**:S. 730-5.

94 Murphy, M., Stinnakre, M. G., et al. (1997) Delayed early embryonic lethality following disruption of the murine cyclin A2 gene. Nat Genet **15**:S. 83-6.

95 Murray, A. W. (2004) Recycling the cell cycle: cyclins revisited. Cell **116**:S. 221-34.

96 Nickerson, H. D., Joshi, A., et al. (2007) Cyclin A1-deficient mice lack histone H3 serine 10 phosphorylation and exhibit altered aurora B dynamics in late prophase of male meiosis. Dev Biol **306**:S. 725-35.

97 Nigg, E. A. (2001) Mitotic kinases as regulators of cell division and its checkpoints. Nat Rev Mol Cell Biol **2**:S. 21-32.

98 Ouyang, H., Nussenzweig, A., et al. (1997) Ku70 is required for DNA repair but not for T cell antigen receptor gene recombination In vivo. J Exp Med **186**:S. 921-9.

99 Pabst, T. und Mueller, B. U. (2007) Transcriptional dysregulation during myeloid transformation in AML. Oncogene **26**:S. 6829-37.

100 Pajares, M. J., Ezponda, T., et al. (2007) Alternative splicing: an emerging topic in molecular and clinical oncology. Lancet Oncol **8**:S. 349-57.

101 Patsialou, A., Wilsker, D., et al. (2005) DNA-binding properties of ARID family proteins. Nucleic Acids Res **33**:S. 66-80.

102 Peng, Y. C., Breiding, D. E., et al. (2000) AMF-1/Gps2 binds p300 and enhances its interaction with papillomavirus E2 proteins. J Virol **74**:S. 5872-9.

103 Peng, Y. C., Kuo, F., et al. (2001) AMF1 (GPS2) modulates p53 transactivation. Mol Cell Biol **21**:S. 5913-24.

104 Peterson, L. F. und Zhang, D. E. (2004) The 8;21 translocation in leukemogenesis. Oncogene **23**:S. 4255-62.

105 Pierce, J. H., Di Marco, E., et al. (1990) Macrophage-colony-stimulating factor (CSF-1) induces proliferation, chemotaxis, and reversible monocytic differentiation in myeloid progenitor cells transfected with the human c-fms/CSF-1 receptor cDNA. Proc Natl Acad Sci U S A **87**:S. 5613-7.

106 Prasher, D. C., Eckenrode, V. K., et al. (1992) Primary structure of the Aequorea victoria green-fluorescent protein. Gene **111**:S. 229-33.

107 Preudhomme, C., Sagot, C., et al. (2002) Favorable prognostic significance of CEBPA mutations in patients with de novo acute myeloid leukemia: a study from the Acute Leukemia French Association (ALFA). Blood **100**:S. 2717-23.

108 Quimby, B. B., Yong-Gonzalez, V., et al. (2006) The promyelocytic leukemia protein stimulates SUMO conjugation in yeast. Oncogene **25**:S. 2999-3005.

109 Radomska, H. S., Huettner, C. S., et al. (1998) CCAAT/enhancer binding protein alpha is a regulatory switch sufficient for induction of granulocytic development from bipotential myeloid progenitors. Mol Cell Biol **18**:S. 4301-14.

110 Reilly, J. T. (2005) Pathogenesis of acute myeloid leukaemia and inv(16)(p13;q22): a paradigm for understanding leukaemogenesis? Br J Haematol **128**:S. 18-34.

111 Roberts, C. W. und Orkin, S. H. (2004) The SWI/SNF complex--chromatin and cancer. Nat Rev Cancer **4**:S. 133-42.

112 Saiki, R. K., Gelfand, D. H., et al. (1988) Primer-directed enzymatic amplification of DNA with a thermostable DNA polymerase. Science **239**:S. 487-91.

113 Sakaguchi, K., Herrera, J. E., et al. (1998) DNA damage activates p53 through a phosphorylation-acetylation cascade. Genes Dev **12**:S. 2831-41.

114 Sanger, F., Nicklen, S., et al. (1977) DNA sequencing with chain-terminating inhibitors. Proc Natl Acad Sci U S A **74**:S. 5463-7.

115 Sanz, M. A. (2006) Treatment of acute promyelocytic leukemia. Hematology Am Soc Hematol Educ Program:S. 147-55.

116 Schlenk, R. F., Dohner, K., et al. (2006) Risk-Adapted Therapy in Younger Adults with Acute Myeloid Leukemia: Results of the AMLHD98A Trial of the AMLSG. ASH Annual Meeting Abstracts **108**:S. 14-.

117 Schmitt-Gräff, A., Wickenhauser, C., et al. (2002) Extramedulläre Erstmanifestationen von akuten myeloischen Leukämien (AML). Der Pathologe **23**:S. 397-404.

118 Shapiro, G. I. (2006) Cyclin-dependent kinase pathways as targets for cancer treatment. J Clin Oncol **24**:S. 1770-83.

119 Small, D. (2006) FLT3 mutations: biology and treatment. Hematology Am Soc Hematol Educ Program:S. 178-84.

120 Spain, B. H., Bowdish, K. S., et al. (1996) Two human cDNAs, including a homolog of Arabidopsis FUS6 (COP11), suppress G-protein- and mitogen-activated protein kinase-mediated signal transduction in yeast and mammalian cells. Mol Cell Biol **16**:S. 6698-706.

121 Steffen, B., Muller-Tidow, C., et al. (2005) The molecular pathogenesis of acute myeloid leukemia. Crit Rev Oncol Hematol **56**:S. 195-221.

122 Strege, M. A. und Lagu, A. L. (1997) Capillary electrophoresis of biotechnology-derived proteins. Electrophoresis **18**:S. 2343-52.

123 Suzuki, T., Narita, T., et al. (1999) Down-regulation of the INK4 family of cyclin-dependent kinase inhibitors by tax protein of HTLV-1 through two distinct mechanisms. Virology **259**:S. 384-91.

124 Tallman, M. S., Gilliland, D. G., et al. (2005) Drug therapy for acute myeloid leukemia. Blood **106**:S. 1154-63.

125 Tenen, D. G. (2003) Disruption of differentiation in human cancer: AML shows the way. Nat Rev Cancer **3**:S. 89-101.

126 Tomimatsu, N., Tahimic, C. G., et al. (2007) Ku70/80 modulates ATM and ATR signaling pathways in response to DNA double strand breaks. J Biol Chem **282**:S. 10138-45.

127 Tomoiu, A., Gravel, A., et al. (2006) Functional interaction between human herpesvirus 6 immediate-early 2 protein and ubiquitin-conjugating enzyme 9 in the absence of sumoylation. J Virol **80**:S. 10218-28.

128 Vanhatupa, S., Ungureanu, D., et al. (2008) MAPK-induced Ser727 phosphorylation promotes SUMOylation of STAT1. Biochem J **409**:S. 179-85.

129 Vardiman, J. W., Harris, N. L., et al. (2002) The World Health Organization (WHO) classification of the myeloid neoplasms. Blood **100**:S. 2292-302.

130 Vermeulen, K., Van Bockstaele, D. R., et al. (2003) The cell cycle: a review of regulation, deregulation and therapeutic targets in cancer. Cell Prolif **36**:S. 131-49.

131 Vicente, D., Lamparelli, T., et al. (2007) Improved outcome in young adults with de novo acute myeloid leukemia in first remission, undergoing an allogeneic bone marrow transplant. Bone Marrow Transplant **40**:S. 349-54.

132 Vigodner, M. und Morris, P. L. (2005) Testicular expression of small ubiquitin-related modifier-1 (SUMO-1) supports multiple roles in spermatogenesis: silencing of sex chromosomes in spermatocytes, spermatid microtubule nucleation, and nuclear reshaping. Dev Biol **282**:S. 480-92.

133 Wang, Z. Y. und Chen, Z. (2008) Acute promyelocytic leukemia: from highly fatal to highly curable. Blood **111**:S. 2505-15.

134 Waterston, R. H., Lindblad-Toh, K., et al. (2002) Initial sequencing and comparative analysis of the mouse genome. Nature **420**:S. 520-62.

135 Wilsker, D., Probst, L., et al. (2005) Nomenclature of the ARID family of DNA-binding proteins. Genomics **86**:S. 242-51.

136 Wilson, V. G. und Rangasamy, D. (2001) Intracellular targeting of proteins by sumoylation. Exp Cell Res **271**:S. 57-65.

137 Wolffe, A. P. (2001) Chromatin remodeling: why it is important in cancer. Oncogene **20**:S. 2988-90.

138 Wolgemuth, D. J., Lele, K. M., et al. (2004) The A-type cyclins and the meiotic cell cycle in mammalian male germ cells. Int J Androl **27**:S. 192-9.

139 Yam, C. H., Fung, T. K., et al. (2002) Cyclin A in cell cycle control and cancer. Cell Mol Life Sci **59**:S. 1317-26.

140 Yan, M., Kanbe, E., et al. (2006) A previously unidentified alternatively spliced isoform of t(8;21) transcript promotes leukemogenesis. Nat Med **12**:S. 945-9.

141 Yang, R., Morosetti, R., et al. (1997) Characterization of a second human cyclin A that is highly expressed in testis and in several leukemic cell lines. Cancer Res **57**:S. 913-20.

142 Yang, R., Muller, C., et al. (1999) Functions of cyclin A1 in the cell cycle and its interactions with transcription factor E2F-1 and the Rb family of proteins. Mol Cell Biol **19**:S. 2400-7.

143 Zhang, J., Kalkum, M., et al. (2002) The N-CoR-HDAC3 nuclear receptor corepressor complex inhibits the JNK pathway through the integral subunit GPS2. Mol Cell **9**:S. 611-23.

144 Zhang, Y. und Dong, C. (2007) Regulatory mechanisms of mitogen-activated kinase signaling. Cell Mol Life Sci **64**:S. 2771-89.

145 Zhang, Y., Smith, C. L., et al. (2006) DNA translocation and loop formation mechanism of chromatin remodeling by SWI/SNF and RSC. Mol Cell **24**:S. 559-68.

7 Danksagung

Mein besonderer Dank für die hervorragende Betreuung gilt Frau Dr. Nicole Bäumer, die immer ein offenes Ohr für meine Fragen hatte und mir jederzeit mit konstruktiven Ratschlägen zur Seite gestanden hat. Auf ihre Aufmunterung auch in schwierigen Zeiten konnte ich immer zählen.

Ebenso danke ich Herrn Dr. Sven Diederichs für die großartige Betreuung während des ersten Abschnitts dieser Arbeit und die hilfreiche Unterstützung bei der Einarbeitung in die Thematik.

Ich danke Herrn Prof. Dr. Carsten Müller-Tidow ganz herzlich für die Überlassung des Themas und die Leitung dieser Arbeit.

Darüberhinaus danke ich Maria Schiller, Sarah Sargin, Frank Berkenfeld und allen Mitgliedern bzw. ehemaligen Mitgliedern des Labors für molekulare Hämatologie und Onkologie der medizinischen Klinik und Poliklinik A für die Einweisung in labortechnische Arbeitsmethoden, die technische Beratung sowie die freundschaftliche und dadurch äußerst motivierende Arbeitsatmosphäre.

Schließlich möchte ich mich auch bei meiner Familie und guten Freunden für die Motivation, Unterstützung (insbesondere bei der Formatierung dieser Arbeit) und den gelegentlich notwendigen aufmunternden Zuspruch bedanken.

Ohne all die genannten Personen wäre es mir nicht möglich gewesen, diese Arbeit zu vollenden.

8 Lebenslauf

Persönliche Daten:

Name:	Tim Sauer
Geburtstag/-ort:	05. April 1981 in Bremerhaven
Familienstand:	ledig
Nationalität:	deutsch

Schulzeit:

1987–1991	Grundschule, Pestalozzischule I, Bremerhaven
1991–1993	Orientierungsstufe, Pestalozzischule II, Bremerhaven
1993–1997	Gymnasium, Pestalozzischule II, Bremerhaven
1997–1998	Auslandsaufenthalt in Bakersfield, Kalifornien, USA
1998–2000	Gymnasiale Oberstufe, Schulzentrum Bürgermeister Smidt, Bremerhaven
2000	Allgemeine Hochschulreife

Zivildienst:

2000–2001	Klinikum Bremerhaven

Studium:

2001–2008	Studium der Humanmedizin an der Westfälischen Wilhelms-Universität, Münster
2003	Bestandener 1. Abschnitt der ärztlichen Prüfung
2006-2007	Praktisches Jahr
2008	Bestandener 2. Abschnitt der ärztlichen Prüfung

Praktisches Jahr:

1. Tertial:	Klinik für Innere Medizin A der Westfälischen Wilhelms-Universität Münster (Innere Medizin)
2. Tertial:	Klinik für Anästhesiologie und operative Intensivmedizin, Kantonsspital Bruderholz, Schweiz (Anästhesie)
3. Tertial:	Tygerberg Academic Hospital, Kapstadt, Republik Südafrika (Chirurgie)

Beruflicher Werdegang:

Ab 01.09.2008   Assistenzarzt in Facharztausbildung, Klinik für Innere Medizin A der Westfälischen Wilhelms-Universität Münster

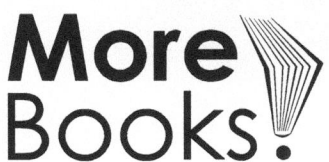

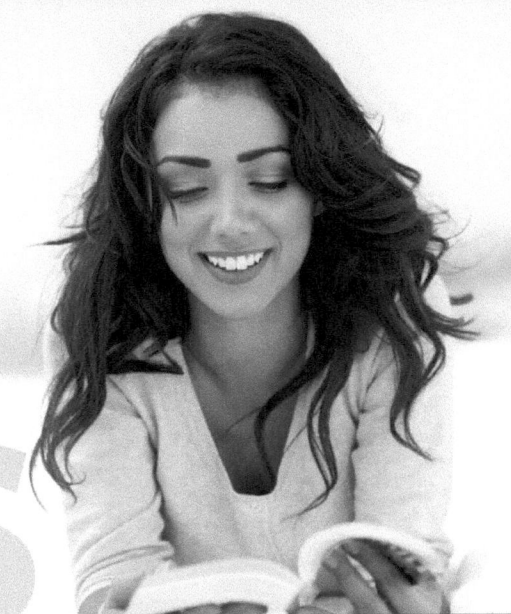

i want morebooks!

Buy your books fast and straightforward online - at one of world's fastest growing online book stores! Environmentally sound due to Print-on-Demand technologies.

Buy your books online at
www.get-morebooks.com

Kaufen Sie Ihre Bücher schnell und unkompliziert online – auf einer der am schnellsten wachsenden Buchhandelsplattformen weltweit! Dank Print-On-Demand umwelt- und ressourcenschonend produziert.

Bücher schneller online kaufen
www.morebooks.de

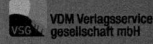

VDM Verlagsservicegesellschaft mbH
Heinrich-Böcking-Str. 6-8   Telefon: +49 681 3720 174   info@vdm-vsg.de
D - 66121 Saarbrücken   Telefax: +49 681 3720 1749   www.vdm-vsg.de

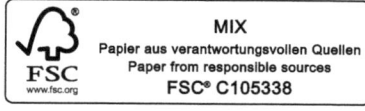

Printed by Books on Demand GmbH, Norderstedt / Germany